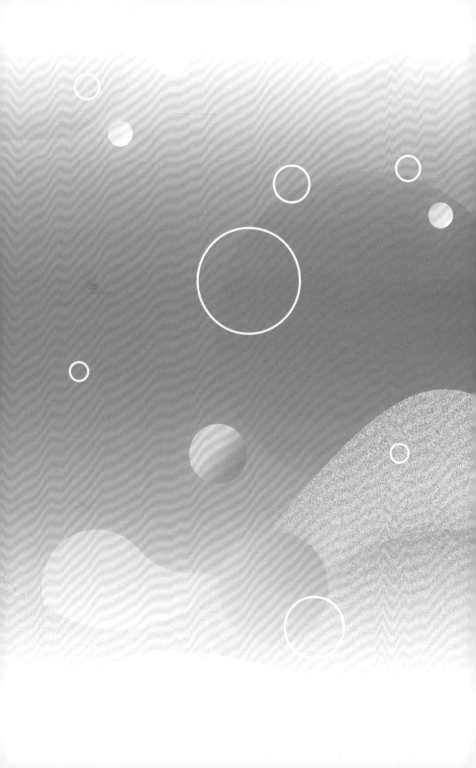

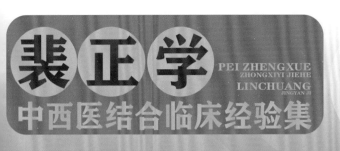

裴正学
PEI ZHENGXUE
ZHONGXIYI JIEHE
LINCHUANG
JINGYAN JI
中西医结合临床经验集

高血压病

GAOXUEYABING

魏爱青　陈光艳　编

甘肃科学技术出版社

图书在版编目(CIP)数据

裴正学中西医结合临床经验集.高血压病 / 黄邦荣主编. -- 兰州：甘肃科学技术出版社，2022.1
ISBN 978-7-5424-2907-0

Ⅰ.①裴… Ⅱ.①黄… Ⅲ.①高血压-中西医结合-临床医学-经验-中国-现代 Ⅳ.①R2-031

中国版本图书馆CIP数据核字(2022)第004416号

目录

绪　论

　　高血压是指以体循环动脉血压（收缩压或舒张压）增高为主要特征（收缩压≥140mmHg、舒张压≥90mmHg），可伴有心、脑、肾等器官的功能或器质性损害的临床综合征。高血压是最常见的慢性病，也是心脑血管病最主要的危险因素。正常人的血压随内外环境变化在一定范围内波动。在整体人群，血压水平随年龄逐渐升高，以收缩压更为明显，但50岁后舒张压呈现下降趋势，脉压也随之加大。

　　近年来，人们对心血管病多重危险因素的作用以及心、脑、肾靶器官保护的认识不断深入，高血压的诊断标准也在不断调整，目前认为同一血压水平的患者发生心血管病的危险不同，因此有了血压分层的概念，即发生心血管病危险度不同的患者，适宜血压水平应有不同。血压值和危险因素评估是诊断和制定高血压治疗方案的主要依据，不同患者高血压管理的目标不同，医生面对患者时在参考标准的基础上，根据其具体情况判断该患者最合适的血压范围，采用针对性的治疗措施。在改善生活方式的基础上，推荐使用24h长效降压药物控制血压。除评估诊室血压外，患者还应注意家庭清晨血压的监测和管理，以控制血压，降低心脑血管事件的发生率。

目前，对于高血压健康管理的模式分为三个层面：（1）自我健康管理。个人是践行健康的第一责任人，做好自我健康管理，提高健康素养和自我保健意识，定期监测个人健康状况，针对危险因素进行筛查评估，采取针对性的干预措施，及时评价健康管理效果。倡导18岁及以上人群知晓个人血压。在有条件的社区，推广家庭血压测量，鼓励高血压患者记录"血压日记"，规律记录血压及脉率情况。试用推广"互联网＋血压管理"。居民自行测量血压并利用智能终端设备上传数据，实现家庭自我健康管理和医生远程管理相结合。（2）基层医疗卫生机构规范管理。家庭医生是居民健康的守门人，以基层医疗卫生机构家庭医生团队为主体，针对高血压易患人群和患者进行规范管理。建立居民健康档案，对高血压易患人群进行筛查、干预、评估。对已患高血压的人群，积极进行降压治疗，避免并发症发生，改善预后，提高生活质量。对患者进行定期随访，跟踪血压水平、用药情况、不良反应，关注心率、血脂、血糖、体重等其他危险因素及其干预、临床情况处理等。根据患者血压是否达标进行分级管理，对未达标的患者重点管理，提高血压控制率。（3）上级医疗机构重点管理。依托我国现有的国家、省、市、县慢性病防治机构和高血压专病医联体资源，由三级医院、二级医院和基层医疗卫生机构的医生组成区域性高血压管理团队，针对基层血压控制不佳、管理效果较差的患者，通过分级诊疗机制转诊到上级医疗机构进行重点管理。同时，上级医疗机构为基层高血压患者的长期监测和管理提供技术支持与培训，对高血压健康管理工作进行质量控制和评价。见下表。

血压水平分类和定义

分 类	收缩压（mmHg）		舒张压（mmHg）
正常高压	＜ 120	和	＜ 80
正常高值	120~139	和 / 或	80~89
高血压	≥ 140	和 / 或	≥ 90
1 级高血压（轻度）	140~159	和 / 或	90~99
2 级高血压（中度）	160~179	和 / 或	100~109
3 级高血压（重度）	≥ 180	和 / 或	≥ 110
单纯收缩期高血压	≥ 140	和	＜ 90

注：当收缩压和舒张压分属于不同级别时，以较高的级别作为标准；以上标准适用于成年男、女性。

高血压是一种可防可控的疾病，对血压（130~139）/（85~89）mmHg 正常高值阶段、超重 / 肥胖、长期高盐饮食、过量饮酒者应进行重点干预，定期健康体检，积极控制危险因素。

针对高血压患者，应定期随访和测量血压，尤其注意清晨血压的管理，积极治疗高血压（药物治疗与生活方式干预并举），减缓靶器官损害，预防心脑肾并发症的发生，降低致残率及死亡率。

由于诊室血压测量的次数较少，血压又具有明显的波动性，在不能进行24h动态血压监测时，需要数周内多次测量来判断血压升高情况，尤其对于轻、中度血压升高。如有条件应进行24h动态血压监测或家庭血压监测。

第一章 高血压的生理及病理

一、病因

（一）遗传因素

高血压具有明显的家族聚集性，父母均有高血压，子女的发病概率高。

（二）环境因素

1.饮食

（1）高血压患病率与钠盐平均摄入量显著有关,摄盐越多,血压水平和患病率越高，主要见于对盐敏感的人群中。人群平均每人每天摄入食盐增加 2g，则收缩压和舒张压分别升高 2.0mmHg 及 1.2mmHg。

（2）钾摄入量与血压呈负相关。

（3）饮食低钙与高血压发生有关。

（4）高蛋白质摄入属于升压因素，动物和植物蛋白质均能升压。

（5）饮食中饱和脂肪酸或饱和脂肪酸 / 不饱和脂肪酸比值较高也属于升压因素。

（6）饮酒量与血压水平线性相关，尤其与收缩压。

2. 精神应激

脑力劳动者、从事精神紧张度高的职业者、长期生活在噪声环境中听力敏感性减退者患高血压较多。

（三）其他因素

1. 体重

超重或肥胖是血压升高的重要危险因素。

2. 避孕药

服避孕药妇女血压升高发生率及程度与服用时间长短有关。

3. 睡眠呼吸暂停低通气综合征（SAHS）

SAHS 是指睡眠期间反复发作性呼吸暂停。有中枢性和阻塞性之分，后者主要是上呼吸道特别是鼻咽部有狭窄的病理基础，如腺样体和扁桃体组织增生、软腭松弛、腭垂过长、舌根部脂肪浸润后垂以及下腭畸形等。SAHS 患者血压高度与SAHS 病程有关。

二、发病机制

原发性高血压的病因和发病机制在一定的遗传易感性基础上，合并多种后天因素综合作用的后果。有不少假设得到一些实验室和临床资料的支持，但至今未明确。

（1）目前认为本病发病机制不明，高血压不是一种均匀同质性疾病，不同个体之间病因和发病机制不尽相同。

（2）高血压的病程较长，进展一般较缓慢，不同阶段有始动、维持和加速等不同机制参与。

（3）参与血压正常生理调节的机制不等于高血压发病机制，某一种机制的异常或缺陷常被其他各种机制代偿。

（4）高血压的发病机制与高血压引起的病理生理变化很难截然分开，血压的波动性和高血压定义的人为性以及发病时间的模糊性也使始动机制很难确定。从血流动力学角度，血压主要决定于心输出量和体循环周围血管阻力，平均动脉血压（MBP）＝心输出量（CO）× 总外周血管阻力（PR）。高血压的血流动力学特征主要是总外周血管阻力相对或绝对增高。

（一）遗传

1. 本病发病有较明显的家族聚集性

双亲均有高血压的正常血压子女（儿童或少年）血浆去甲肾上腺素、多巴胺的浓度明显较无高血压家族史的对照组高，成年后发生高血压的比例也高。

国内调查发现与无高血压家族史者比较，双亲一方有原发性高血压者，高血压的患病率高 1.5 倍；双亲均有原发性高血压者，患病率高 2~3 倍。

本病患者的亲生子女和收养子女生活环境相同，但前者更易患高血压。

2. 近年来发现一些基因突变（如血管紧张素、糖皮质激素受体、脂蛋白酶等基因）与高血压有关

对原发性高血压候选基因的观察研究已达 150 种，涉及交感系统、肾素—血管紧张素—醛固酮系统（RAAS）、内皮素、

生长激素、前列腺素、利钠肽、胰岛素抵抗、下丘脑—垂体素等诸多方面。但至今尚不能肯定高血压的相关基因。目前认为本病是多基因的遗传病。

（二）精神、神经作用

1. 精神源学说

从事经常处于应激状态、需高度集中注意力的工作，长期精神紧张，受噪声或不良视觉刺激者易患本病。

患者在长期或反复的外因刺激下会出现较明显的精神紧张、焦虑、烦躁等情绪变化，此时各类感受器传入的病理信号增加，大脑皮质兴奋、抑制平衡的机制失调以致不能正常行使调节和控制皮质下中枢活动的功能，交感神经活动增强，舒缩血管中枢传出的冲动以缩血管占优势，从而使小动脉收缩，周围血管阻力上升，血压上升。

2. 神经源学说

神经系统可根据人体的需要和环境刺激作用于心血管，包括血压进行快速又精确的调节，对慢性长期的血压水平也有影响。与副交感神经相比，交感神经系统及其相关的神经体液因子通过对周围血管和心脏的影响，对高血压的发生发展起着更重要的作用，交感神经的作用是在延髓以及其他高级中枢的控制下完成的。延髓的心血管运动中枢整合来自压力感受器、化学感受器以及下丘脑和其他高级中枢的传入信号，完成并不断地调节这一机制，而大脑皮质可根据人体情绪变化、运动与否等通过对血压中枢的调控而影响血压。如各级中枢发放的缩血管冲动增多或各类感受器传入的缩血管信号增强或阻力血管对神经介质反应过度时都可能导致高血压的产生。

（三）肾素—血管紧张素—醛固酮系统平衡失调

（1）肾脏球囊细胞分泌的肾素可将肝脏合成的血管紧张素原转变为血管紧张素（AT）Ⅰ，而后者经肺、肾等器官时在血管紧张素转换酶（ACE，又称激肽酶Ⅱ）的活化作用下转化成 AT Ⅱ，后者可在酶作用下脱去门冬氨酸转化成 AT Ⅲ，ACE 还可促进缓激肽的分解。AT Ⅱ 也可经非 ACE 的途径形成，如胃促胰酶等也可将 AT Ⅰ 转化成 AT Ⅱ，而组织蛋白酶等可直接将血管紧张素原转化成 AT Ⅱ、醛固酮。此外，脑、心、肾，肾上腺、动脉等多种器官组织可局部合成 AT Ⅱ、醛固酮称为组织 RAA 系统。

（2）在 RAA 系统中 AT Ⅱ 是最重要的活性成分，其病理生理作用主要是通过和受体结合产生的，经此途径它可促使血管收缩、醛固酮分泌增加、水钠潴留，增加交感神经活力，最终导致血压上升。AT Ⅱ 强烈的缩血管作用造成的加压效应约为肾上腺素的 10~40 倍，RAA 系统的过度活性将导致高血压的产生。AT Ⅱ、醛固酮等还是组织生长的刺激因素，可以说 AT Ⅱ 在高血压的发生发展、靶器官的组织重构以及出现并发症等诸多环节中都有重要作用。

（四）代谢综合征

1. 代谢综合征的主要表现之一是高血压

约 50% 的原发性高血压患者中存在胰岛素抵抗，胰岛素抵抗、高胰岛素血症和代谢综合征、2 型糖尿病密切相关，其至有人认为是其始因。

2型糖尿病患者高血压的发生率为非糖尿病者的2~3倍。

基因研究发现有 PPARγ 基因突变者首先出现高胰岛素血症，继之出现高血压、低 HDL-C，从另一侧面证实了其相互间的联系，提示高血压可能与代谢性疾病有关。

2. 胰岛素抵抗时血压升高的机制

可能是胰岛素水平升高可影响 Na^+-K^+ ATP 酶与其他离子泵，促使胞内钠、钙浓度升高，并使交感神经活性上升，促进肾小管对水、钠的重吸收，提高血压对盐的敏感性以及减少内皮细胞产生 NO，刺激生长因子（尤其平滑肌）以及增加内皮素分泌等。

（五）钠过多

钠的代谢和本病有密切关系。

（1）人群的血压水平及本病患病率与钠平均摄入量呈正相关，限制钠的摄入可改善高血压情况。

（2）在肾血管性高血压患者中，高血钠可使病情恶化，减低钠盐摄入则病情好转。

（3）在死于高血压的患者和动物中，肾动脉每单位体积干质的钠含量较无高血压者高。

（4）钠潴留使细胞外液量增加，引起心排血量增高；小动脉壁的含水量增高，引起周围阻力增高；由于细胞内外钠浓度比值的变化而引起的小动脉张力增加等，都可能是发病机制。

（5）但是实验室和临床研究发现，改变摄盐量和血钠水平，只能影响一部分而不是全部个体血压水平，饮食中盐的致病是有条件的，对体内有遗传性钠运转缺陷使之对摄盐敏感者才有致高血压的作用。

（六）肥胖

肥胖者易有高血压。

（1）男性体重每增加 1.7kg/m²，女性每增加 1.25kg/m²，收缩压对应上升 1mmHg。而减肥使体重下降后血压可有一定程度的下降。

（2）实验发现，在高脂饮食诱发的肥胖动物模型（DIO）血压可持续性升高，其原因可能是肾内脂肪堆积，系膜细胞及毛细血管内皮细胞增生，肾乳头顶端乳头管闭塞变形造成尿流不畅，肾内压升高所致。

（3）肥胖是代谢综合征的组成部分，常伴有高胰岛素血症，交感系统活性增高，且脂肪细胞可产生过多的血管紧张素原等，都可能是其出现高血压的原因。

（七）其他

（1）前列腺素系统与 RAA 系统有密切关系，有人认为高血压可能与肾髓质合成扩血管作用的前列腺素 A 或 E 的不足有关。

（2）ACE 可促进激肽的降解而使其扩血管作用消失，血压升高。

（3）近年来，加压素、内皮素等肽类物质与本病的关系也引起人们的广泛关注，但至今尚未发现它们之间有明确的因果联系。

（4）吸烟、饮酒过度也易患高血压。

三、病理

（一）动脉

1. 小动脉

小动脉病变是本病最重要的病理改变。

（1）早期阶段全身小动脉痉挛，长期反复的痉挛使小动脉内膜因压力负荷增加、缺血缺氧出现玻璃样变，中层则因平滑肌细胞增殖、肥大而增厚，出现血管壁的重构，最后管壁纤维化、管腔狭窄呈现不可逆病变。

（2）急进型原发性高血压患者小动脉壁可在较短时期内出现纤维样坏死。

（3）各期的小动脉病变均可使管腔狭窄，促进高血压的维持和发展，周围组织和器官内的小动脉都可发生上述病变，但以肾脏的细小动脉最明显，病变最终导致组织器官的缺血损伤。

2. 大动脉

随着年龄增长大动脉逐渐硬化，顺应性下降，这是老年人收缩期高血压的重要原因。

（1）高血压后期，主动脉可发生中层囊样坏死和夹层分离。夹层分离好发部位在主动脉弓和降主动脉交界处，也可发生于升主动脉和腹主动脉，此时高压血液将主动脉内膜撕裂，大量血液进入中膜，使内膜和中膜分离形成假通道。

（2）高血压促进动脉粥样硬化的发生发展，除大动脉外可有颈动脉内中膜增厚，冠状动脉和周围血管病变等。

（二）心脏

高血压主要引起左心室肥厚和扩大。

（1）全身小动脉管腔变狭窄导致周围血管阻力长期上升是左心室肥厚的原因之一，但心肌肥厚并不总与血压升高的程度呈正相关。

（2）长期压力负荷增高，儿茶酚胺与血管紧张素Ⅱ等生长因子都可刺激心肌细胞肥大和间质纤维化。交感神经兴奋时释放的儿茶酚胺类物质可刺激心肌细胞蛋白质合成，而循环中与心肌局部 RAA 系统的 ATⅡ、醛固酮等除可刺激心肌细胞肥大外还可使心肌细胞间的胶原增生，这也是患者心肌肥厚的原因。早期左心室以向心性肥厚为主，长期病变时心肌出现退行性病变，心肌细胞萎缩、间质纤维化，心室壁由厚变薄，左室腔扩大。

（3）根据左心室肥厚和扩张的程度，可分为对称性肥厚、不对称性室间隔肥厚和扩张性肥厚。

（4）长期高血压发生心脏肥厚或扩大时，称为高血压心脏病。

（5）高血压心脏病常合并冠状动脉粥样硬化和微血管病变，最终可导致心力衰竭。心肌肥厚时冠脉血流储备下降，加之高血压时易有冠状动脉粥样硬化更促使心肌缺血而加重心脏病变。高血压时心肌的改变和心力衰竭时的变化十分相似，提示高血压时心肌肥大可能是一种心肌病的过程，如不治疗终将导致心力衰竭。近年来发现，应用某些降压药物，尤其是应用阻断 RAA 系统的药物后，心肌的肥厚可能逆转。

（6）老年患者由于心肌细胞减少而胶原组织相对增加，心脏的收缩功能和舒张功能在正常时已有所下降，高血压时更容易出现心功能失代偿，而且由于心肌已有生理性丧失，高血压时不易出现心肌肥厚。

（三）中枢神经系统

（1）长期高血压使脑血管发生缺血与变性，容易形成微动脉瘤，从而发生脑出血。脑部小动脉可出现从痉挛到硬化的一系列改变，但脑血管结构较薄弱，发生硬化后更为脆弱，加之长期高血压时脑小动脉有微动脉瘤形成，易在血管痉挛、血管腔内压力波动时破裂出血，小动脉破裂常发生在内囊和基底节。

（2）高血压促使脑动脉粥样硬化，粥样斑块破裂可并发脑血栓形成。在小动脉硬化的基础上容易血栓形成而产生脑梗死，而梗死后脑组织软化可出现梗死周围脑组织出血。如病变发生在脑中型动脉时可加重脑组织缺血。

（3）脑小动脉闭塞性病变，引起针尖样小范围梗死病灶，称为腔隙性脑梗死。

（4）颅内外粥样硬化易发生动脉内壁的粥样斑块脱落，造成脑栓塞。

（四）肾

肾小动脉病变最为明显，主要发生在输入小动脉，叶间小动脉也可涉及，如无合并糖尿病，较少累及输出小动脉。病变血管管腔变窄甚至闭塞，造成肾实质缺血、肾小球纤维化，肾小管萎缩、并有间质纤维化，使肾皮质逐渐变薄。相对正常的肾单位可代偿性肥大。早期患者肾脏外观无改变，病变进展到相当程度时肾表面呈颗粒状，肾体积可随病情的发展逐渐萎缩变小。上述病理改变见于缓进型原发性高血压，因病情发展缓慢，称为良性肾硬化，但最终会导致肾功能衰竭。急进型高血压时输入小动脉中层发生纤维素样坏死性炎症，且病变可直接延伸至肾小球毛细血管丛，致使肾小球硬化。叶间、弓状动脉内膜有细胞增生，胶原和成纤维细胞呈"洋葱皮"状的同心圆排列。由于病情发展快，患者短期内出现肾功能衰竭，称为恶性肾硬化。

（五）视网膜

视网膜小动脉在本病初期发生痉挛，以后逐渐出现硬化，严重时发生视网膜出血和渗出，以及视神经乳头水肿。临床上通过眼底镜检查观察视网膜动脉的变化，可以反映其他小动脉尤其是眼部小动脉的变化。

第二章　高血压的诊断及治疗

一、临床表现

（一）缓进型高血压

多为青中年起病，有家族史者发病年龄可较轻。起病多隐匿，病情发展慢，病程长。

1. 神经精神系统表现

头痛、头晕和头胀，可伴有头部或颈项板紧感。

（1）头痛：多发生在早晨，位于前额、枕部或颞部。经降压药物治疗后头痛可减轻。

（2）头晕：可为暂时性或持续性，伴眩晕者少见。与内耳迷路血管障碍有关。经降压药物治疗后症状可减轻，但要注意有时血压下降得过快过多也可引起头晕。

（3）部分患者伴有乏力、失眠、工作能力下降等。

（4）脑血管意外：高血压并发的脑血管病的统称，俗称脑卒中或中风，可分两大类：①缺血性脑梗死，其中有动脉粥样硬化血栓形成、间隙梗死、栓塞、暂时性脑缺血和未定型等各种类型；②脑出血，有脑实质和蛛网膜下腔出血。

2.心血管系统

高血压时，心血管系统的主要表现有心悸及左心功能衰竭后表现。

（1）症状：心血管系统高血压时心脏最先受影响的是左心室舒张功能。左心室肥厚时舒张期顺应性下降、松弛和充盈功能受影响，甚至可出现在临界高血压和临床检查没发现左心室肥厚时，这可能是由于心肌间质已有胶原组织增加之故，但此时患者可无明显临床症状。

出现临床心功能不全的症状多发生在高血压起病数年至十余年之后。

在心功能代偿期，除有时感到心悸外，其他心脏方面的症状可不明显。

代偿功能失调时，则可出现左心衰竭症状，如阵发性夜间呼吸困难，在体力劳累、饱食和说话过多时发生气喘、心悸、咳嗽，严重时或血压骤然升高时发生肺水肿。

反复或持续的左心衰竭，可影响右心室功能而发展为全心衰竭，出现尿少、水肿等症状。

由于高血压可促进动脉粥样硬化，部分患者可因合并冠状动脉粥样硬化心脏病而有心绞痛、心肌梗死的表现。

（2）体征：①在心脏未增大前，体检可无特殊发现，或仅有脉搏或心尖搏动较强有力，主动脉瓣区第二心音因主动脉舒张压升高而亢进；②心脏增大后，心界向左、向下扩大，心尖搏动强而有力，有抬举样。心尖区和（或）主动脉瓣区可听到Ⅱ～Ⅲ级收缩期吹风样杂音。主动脉瓣区杂音是主动脉扩张，主动脉瓣顺应性下降，血流加快，导致相对性主动脉瓣狭窄所致。主动脉瓣区第二心音可因主动脉及瓣膜硬变而呈金属音调。心尖区杂音是左心室扩大导致相对性二尖瓣关闭不全或二尖瓣乳头肌功能失调所致，可有第四心音。

3. 肾脏表现

肾血管病变的程度和高血压程度及病程密切相关，多表现为多尿、夜尿、口渴、多饮等。

（1）尿蛋白：高血压早期可无任何临床表现，实际上，血压未得到控制的患者均有肾脏的病变。随病程的进展可先出现蛋白尿，但如无合并心力衰竭和糖尿病者，24h尿蛋白总量很少超过1g，控制高血压可减少尿蛋白。

（2）血尿：多为显微镜血尿，少见有透明和颗粒管型。

（3）多尿、夜尿：肾功能失代偿时，肾浓缩功能受损，可出现多尿、夜尿、口渴、多饮等，尿比重逐渐降低，最后固定在1.010左右，称等渗尿。当肾功能进一步减退时，尿量可减少，血中尿素氮、肌酐将增高，酚红排泄试验显示排泄量明显减低，尿素清除率或肌酐清除率可明显低于正常，上述改变随肾脏病变的加重而加重，始终出现尿毒症。但是，在缓进型高血压患者出现尿毒症前多数已死于心、脑血管并发症。

4. 其他

（1）出现急性大动脉夹层者根据病变的部位可有剧烈的胸痛或腹痛。

（2）有下肢周围血管病变者可出现间歇性跛行。

5. 体征

（1）血压随季节、昼夜、情绪等因素有较大波动。冬季血压较高，夏季较低；血压有明显昼夜波动，一般夜间血压较低，清晨起床活动后血压迅速升高，形成清晨血压高峰。

（2）心脏听诊可有主动脉瓣区第二心音亢进、收缩期杂音或收缩早期喀喇音。

（二）恶性或急进型高血压

病情急剧发展，舒张压持续 ≥ 130mmHg，并有头痛、视力模糊、眼底出血、渗出和乳头水肿，肾脏损害突出，持续蛋白尿、血尿与管型尿。患者常死于肾功能衰竭、脑卒中或心力衰竭。

二、并发症

（一）高血压危象

1. 病因

因紧张、疲劳、寒冷、嗜铬细胞瘤阵发性高血压发作、突然停服降压药等诱因，小动脉发生强烈痉挛，血压急剧上升，影响重要脏器血液供应而产生危急症状。

2. 高血压危象

（1）加剧性的恶性高血压。舒张压常 > 140mmHg，伴眼底乳头水肿、出血、渗出，患者可出现头痛、呕吐、嗜睡、迷糊、失明、少尿甚至抽搐昏迷等。

（2）血压明显升高并有脑、心、肾等严重病变及其他紧急情况，如高血压脑病、脑卒中、颅外伤、急性心肌梗死、急性心衰、急性动脉夹层、急性肾炎、嗜铬细胞瘤、术后高血压、严重烧伤、子痫等。

3. 临床表现

头痛、烦躁、眩晕、恶心、呕吐、心悸、气急及视力模糊等严重症状,以及伴有痉挛动脉(椎—基底动脉、颈内动脉、视网膜动脉、冠状动脉等)累及的靶器官缺血症状。

(二)高血压脑病

可发生在缓进型或急进型高血压患者,当血压上升到180mmHg 以上时,脑血管在血压水平变化时可自主调节舒缩状态以保持脑血流相对稳定的功能减弱甚至消失,血管由收缩转为扩张,过度的血流在高压状态进入脑组织导致脑水肿(过高的血压突破了脑血流自动调节范围,脑组织血流灌注过多引起脑水肿)。

1. 临床表现

弥漫性严重头痛、呕吐、意识障碍、精神错乱,甚至昏迷、局灶性或全身抽搐。

剧烈头痛、头晕、恶心、呕吐、烦躁不安、脉搏多慢而有力,可有呼吸困难或减慢、视力障碍、黑矇、抽搐、意识模糊,甚至昏迷,也可出现暂时性偏瘫、失语、偏身感觉障碍等。

2. 检查

视神经乳头水肿,脑脊液压力增高、蛋白含量增高。

(1)发作短暂者历时数分钟,长者可数小时甚至数天。

(2)高血压急症的患者应静脉用药尽快地(以分钟、小时计)将血压控制到适宜的水平,否则患者可在数分钟或数小时内死亡。

（3）高血压重症是指虽然血压明显升高，但无重要器官功能迅速恶化的临床表现，如无眼底改变也无症状等。这类患者目前没有证据表明紧急降压会带来益处，闻此一般不需要紧急静脉用药，但应立即口服给药有效地控制血压，并密切随访，以防转变成高血压急症。

（三）其他

（1）脑血管病。包括脑出血、脑血栓形成、腔隙性脑梗死、短暂性脑缺血发作。

（2）心力衰竭。

（3）慢性肾功能衰竭。

（4）主动脉夹层。主动脉夹层是血液渗入主动脉壁中层形成的夹层血肿，并沿着主动脉壁延伸剥离的严重心血管急症，是猝死的原因之一。高血压是导致本病的重要因素。临床表现为突发剧烈的胸痛，疼痛发作时心动过速，血压明显升高，迅速出现夹层破裂或压迫主动脉大分支的各种不同表现。

三、辅助检查

（一）血常规

红细胞和血红蛋白一般无异常。

急进型高血压时可有 Coombs 试验阴性的微血管病性溶血性贫血，伴畸形红细胞，血红蛋白高者血液黏度增加，易有血栓形成并发症（包括脑梗死）和左心室肥大。

（二）尿常规

早期患者尿常规正常。

肾浓缩功能受损时尿比重逐渐下降，可有微量尿蛋白、红细胞、偶见管型。随肾病变进展，尿蛋白量增多，在良性肾硬化者如 24h 尿蛋白在 1g 以上时，提示预后差。红细胞和管型也可增多，管型主要是透明和颗粒者。

（三）肾功能

多采用血尿素氮和肌酐来评价肾功能。早期患者检查并无异常；肾实质受损到一定程度可开始升高。成人肌酐＞114.3 μmol/L、老年人和妊娠者＞91.5 μmol/L 时提示有肾损害，内生肌酐清除率等可低于正常值。

（四）胸部 X 线检查

可见主动脉，尤其是升部、弓部迂曲延长，其升部、弓部或降部可扩张。可有左室增大，有左心衰竭时左室增大更明显，全心衰竭时则可左、右心室都增大，并有肺淤血征象。肺水肿时则见肺门明显充血，呈蝴蝶形模糊阴影。应常规摄片检查，以便随访比较。

（五）心电图

左心室肥厚时心电图可显示左心室肥大兼有劳损。由于左室舒张期顺应性下降，左房舒张期负荷增加，心电图可实现 P 波增宽、切凹、PV1 的终末电势负值增大等改变，此表现甚至可出现在心电图发现左心室肥大之前。

可有心律失常如房性、室性期前收缩、心房颤动等。

（六）超声心动图

超声心动图是诊断左心室肥厚最敏感、可靠的手段。可在二维超声定位基础上记录 M 型超声曲线或直接从二维图进行测量，室间隔和（或）左心室后壁厚度＞13mm 者为左室肥厚。高血压时左心室肥厚是对称性的，但有 1/3 左右以室间隔肥厚为主（室间隔和左室后壁厚度比＞1.3），室间隔肥厚常上端先出现，提示高血压时最先影响左室流出道。

超声心动图尚可观察其他心脏腔室、瓣膜和主动脉根部的情况并可做心功能检测。左室肥厚早期虽然心脏的整体功能如心排血量、左室射血分数仍属正常，但已有左室收缩期和舒张期顺应性地减退，如心肌收缩最大速率（Vmax）下降、等容舒张期延长、二尖瓣开放延迟等。在出现左心衰竭后，超声心动图检查可发现左室、左房心腔扩大，左室壁收缩活动减弱等。

（七）动态血压监测

可观察被测试者 24h 的血压变化，一般白昼每 15~20min、夜间每 20~30min 测定血压一次，并可将各时间点测得的血压值连成曲线或取不同时段均值观察。

本项检查有助于：

（1）明确高血压的诊断，尤其是"白大衣高血压"（在医师检查时的血压增高）或"假性正常血压"。"假性正常血压"与"白大衣高血压"相反，是指医师检查时血压正常，而动态血压监测或家庭自测血压高于正常，该人群的靶器官损害和代谢异常高于正常人群，心血管的危险增加。

（2）了解血压的昼夜变化，可依次将高血压分成杓型与非杓型高血压两类。杓型者血压仍有昼间高夜间低的特点，约80%高血压患者属此型。而非杓型高血压者夜间血压下降不明显（血压下降小于昼间10%），一般认为非杓型高血压对靶器官的影响更大，更易发生心血管事件。动态血压监测还可观察情绪、活动改变时血压的变化以指导治疗。

（3）观察药物的疗效和安全性，评价抗高血压新药，可计算降压的谷/峰比值和平滑指数，分析高血压药物治疗时出现药物抵抗或低血压的原因等。

（4）预后的判断。ABPM诊断高血压的标准是24h动态血压监测平均血压＞130/80mmHg，白天135/85mmHg、夜晚＞120/75mmHg，但动态血压监测的实施方法和一些参数的标准尚未统一。见表2-1。

（八）眼底检查

测量视网膜中心动脉压可见增高，在病情发展的不同阶段可见下列的眼底变化：

Ⅰ级：视网膜动脉痉挛。

Ⅱ级A：视网膜动脉轻度硬化；Ⅱ级B：视网膜动脉显著硬化。

Ⅲ级：Ⅱ级加视网膜病变（出血或渗出）。

Ⅳ级：Ⅲ级合并乳头水肿。

（九）其他检查

患者可伴有血清总胆固醇、甘油三酯、低密度脂蛋白胆固醇的增高和高密度脂蛋白胆固醇的降低，以及载脂蛋白A1的降低。

表2-1 影响高血压患者预后的因素

心血管疾病的危险因素	靶器官损害（TOD）	并存的临床情况（ACC）
收缩压和舒张压的水平（1~3级）	左心室肥厚	脑血管病
男性＞55岁	心电图：Soklow（SV_1+RV_5）	脑缺血，缺血性脑卒中
女性＞65岁	＞38mm 或 Cornell（RaVL+SV_3）＞2440mm·ms	短暂性脑缺血发作
吸烟	超声心动图 LVMI	心脏疾病
糖耐量受损或空腹血糖受损	男性≥125g/m^2	心肌梗死
血脂异常	女性≥120g/m^2	心绞痛
TC≥5.7moml/L（220mg/dl）或	心电图 S 动脉壁增厚	冠状动脉血运重建
LDL-C＞3.3mmol/L（130mg/dl）	颈动脉超声 IMT≥0.9mm 或动脉粥样硬化性斑块	充血性心力衰竭肾脏疾病
或 HDL-C＜1.0mmol/L（40mg/dl）	血清肌酐轻度升高	糖尿病肾病
早发心血管病家族史（一级亲属发病年龄男性＜55岁、女性＜65岁）	男性115~133μmol/L（1.3~1.5mg/dl）女性107~124μmol/L（1.2~1.4mg/dl）	肾功能受损（血清肌酐）男性≥133μmol/L（1.5mg/dl）女性≥124μmol/L（1.4mg/dl）
腹型肥胖或肥胖	微量白蛋白尿	蛋白尿
腹型肥胖腰围	尿白蛋白30~300mg/24h	≥300mg/24h
男性≥90cm,	白蛋白/肌酐比	外周血管疾病
女性≥85cm	男性≥22mg/g（2.5mg/mmol）	视网膜病变
肥胖 BMI≥28kg/m^2	女性≥31mg/g（3.5mg/mmol）	出血或渗出视
缺乏体力活动		乳头水肿
高敏 C 反应蛋白≥1mg/L 或 C 反应蛋白≥10mg/L		糖尿病

注：TC：总胆固醇；LDL-C：低密度脂蛋白胆固醇；HDL-C：高密度脂蛋白胆固醇；BMI：体重指数；LVMI：左室质量指数；IMT：颈动脉内膜中层厚度。

常有血糖增高和高尿酸血症。

部分患者血浆肾素活性、AT Ⅱ的水平升高。

四、诊断和鉴别诊断

（1）诊断应包括以下内容：①确诊高血压，即血压是否确实高于正常；②除外症状性高血压；③高血压分级；④重要脏器心、脑、肾功能评估；⑤有无合并可影响高血压病情发展和治疗的情况，如冠心病、糖尿病、高脂血症、高尿酸血症、慢性呼吸道疾病等；⑥判断患者出现心血管事件的危险程度。

（2）由于血压的波动性，应至少2次在非同日静息状态下测得血压升高时方可诊断高血压，而血压值应以连续测量3次的平均值计，须注意情绪激动、体力活动时会引起一时性的血压升高，被测者手臂过粗周径大于35cm以及明显动脉粥样硬化者气袖法测得的血压可高于实际血压。

（3）近年来"白大衣高血压"和"假性正常血压"备受关注。白大衣高血压的发生率各家报道不一，约在30%。当诊断有疑问时可做冷加压试验，如为高血压患者则收缩压增高35mmHg以上、舒张压增高25mmHg以上。动态血压监测可明确诊断。假性正常血压的发生率为10%~30%，预后较白大衣高血压为差，对临床有靶器官损害而诊所血压正常的患者应考虑假性正常血压的可能，并行动态血压监测或家庭血压测定以明确诊断。对突然发生明显高血压（尤其是青年人），高血压时伴有心悸、多汗、乏力或其他一些原发性高血压不常见的症状，上下肢血压明显不一致，腹部、腰部有血管杂音的患者应考虑继发性高血压的可能性，需做进一步的检查以鉴别。此外，也要注意与主动脉硬化、高动力循环状态、心排血量增高时所致的收缩期高血压相鉴别。

五、原发性高血压的危险分层

对本病的危险分层是为了评估患者的预后并指导治疗。本病的分级只考虑血压水平，然而影响本病预后的因素除血压水平外，还有合并其他心血管疾病危险因素，靶器官损害和并存的临床情况等。因此将血压水平结合上述因素，根据可能出现心血管事件危险性的高低将患者进行危险分层更具临床意义。表2–2的危险分层将患者分为以下4组：

表2–2　高血压患者心血管危险分层

其他危险因素和病史	血压（mmHg）		
	1级（SBP 140~159 或 DBP 90~99）	2级（SBP 160~179 或 DBP 100~109）	3级（SBP > 180 或 DBP > 110）
无其他危险因素	低危	中危	高危
1~2个危险因素	中危	中危	很高危
3个以上危险因素，或糖尿病，或靶器官损害	高危	高危	很高危
有并发症	很高危	很高危	很高危

1. 低危组

高血压1级，年龄男性 < 55 岁、女性 < 65 岁，无任何其他危险因素。本组患者 10 年内发生主要心血管病事件的危险 < 15%。

2. 中危组

高血压 2 级或 1~2 级合并有 1~2 个危险因素。本组患者 10 年内发生主要心血管病事件的危险为 15%~20%。

3. 高危组

高血压 1 级或 2 级，兼有 3 种或更多的危险因素，兼靶器官损伤或糖尿病患者，或高血压水平 3 级但无其他危险因素。本组患者 10 年内发生主要心血管病事件的危险为 20%~30%。

4. 很高危组

高血压 3 级同时有 1 种或 1 种以上的危险因素或靶器官有损害、糖尿病，或高血压 1~3 级兼有临床相关病变。本组患者 10 年内发生主要心血管病事件的危险 ≥ 30%。

六、高血压治疗目标

（一）标准目标

对检出的高血压患者，在非药物治疗的基础上，使用《2018中国高血压防治指南》推荐的起始与维持抗高血压药物，特别是那些每日 1 次使用能够控制 24h 血压的降压药物，使血压达到治疗目标。

控制其他的可逆性危险因素，并对检出的亚临床靶器官损害和临床疾病进行有效干预。

（二）基本目标

对检出的高血压患者，在非药物治疗的基础上，使用安全有效的抗高血压药物，包括短效药物每日 2~3 次使用，使血压达到治疗目标。

尽可能控制其他的可逆性危险因素，并对检出的亚临床靶器官损害和临床疾病进行有效干预。

高血压患者的主要治疗目标是最大限度地降低心血管并发症发生与死亡的总体危险。需要治疗所有可逆性心血管危险因素、亚临床靶器官损害以及各种并存的临床疾病。

（三）降压目标

在患者能耐受的情况下，逐步降压达标。

一般高血压患者，应将血压（收缩压／舒张压）降至 140/90mmHg 以下。

65 岁及以上的老年人的收缩压应控制在 150mmHg 以下，如能耐受还可进一步降低，舒张压降得过低可能抵消收缩压下降得到的益处。

伴有肾脏疾病、糖尿病或病情稳定的冠心病高血压患者治疗更宜个体化，一般可以将血压降至 130/80mmHg 以下。

脑卒中后的高血压患者一般血压目标为 < 140/90mmHg。

处于急性期的冠心病或脑卒中患者，应按照相关指南进行血压管理。

舒张压低于 60mmHg 的冠心病患者，应在密切监测血压的情况下逐渐实现降压达标。

七、高血压治疗策略

（一）分层治疗

按低危、中危、高危及很高危分层，应全面评估患者的总体危险，并在危险分层的基础上做出治疗决策。

1. 很高危患者

立即开始对高血压及并存的危险因素和临床情况进行综合治疗。

2. 高危患者

立即开始对高血压及并存的危险因素和临床情况进行药物治疗。

3. 中危患者

先对患者的血压及其他危险因素进行为期数周的观察，评估靶器官损害情况，然后决定是否以及何时开始药物治疗。

4. 低危患者

对患者进行较长时间的观察，反复测量血压，尽可能进行 24h 动态血压监测，评估靶器官损害情况。然后决定是否以及何时开始药物治疗。

（二）单药或联合治疗

根据基线血压水平、有无靶器官损害和危险因素，选用单药治疗或联合治疗：

（1）单药治疗：起始时用低剂量单药，如血压不能达标，增加剂量至足量或换用低剂量的另一种药物，如仍不能使血压达标，则将后一种药物用至足量，或改用联合药物治疗。起始用低剂量单药的优点是可以了解患者对各种药物的疗效和耐受性的反应，但需要时间。

（2）联合治疗：起始即联合应用低剂量两种药物，如血压不能达标，可将其中药物的剂量增至足量，或添加低剂量第三种药物，如血压仍不能达标，将三种药物的剂量调至有效剂量。联合用药的目的是希望有药物协同治疗作用而相互抵消不良作用，固定的复方制剂虽不能调整个别药物的剂量，但使用方便，有利于提高治疗依从性。

（三）其他

大多数慢性高血压患者应该在几周内逐渐降低血压至目标水平，这样对远期事件的减低有益。

推荐应用长效制剂，其作用可长达 24h，每日服用一次，这样可以减少血压的波动、降低主要心血管事件的发生危险和防治靶器官损害，并提高用药的依从性。强调长期有规律地抗高血压治疗，达到有效、平稳、长期控制的要求。

八、高血压的非药物治疗（生活方式干预）

（一）减少钠盐摄入

钠盐可显著升高血压以及高血压的发病风险，而钾盐则可对抗钠盐升高血压的作用。见表 2-3。

每人每日食盐量以不超过 6g 为宜。

主要措施包括：

（1）尽可能减少烹调用盐，建议使用可定量的盐勺。

（2）减少味精、酱油等含钠盐的调味品用量。

（3）少食或不食含钠盐量较高的各类加工食品，如咸菜、火腿、香肠以及各类炒货。

（4）增加蔬菜和水果的摄入量。

（5）肾功能良好者，使用含钾的烹调用盐。

表 2-3　高血压非药物治疗措施及效果

内容	目标	手段措施	收缩压下降范围
减少钠盐摄入	每人每日食盐量逐步降至 6g	1.日常生活中食盐的主要来源为腌制、卤制、泡制的食品以及烹饪用盐，应尽量少用上述食品。 2.建议在烹调时尽可能用量具（如盐勺）称置加用的食盐。 3.用替代产品，如代用盐、食醋等。	2~8 mmHg
规律运动	强度：中等量；每周 3~5 次；每次持续 30 min 左右	1.运动的形式可以根据自己的爱好灵活选择，步行、快走、慢跑、游泳、气功、太极拳等均可。 2.应注意量力而行，循序渐进。运动的强度可通过心率来反映，可参考脉率公式。 3.目标对象为没有严重心血管病的患者。	4~9 mmHg
合理膳食	营养均衡	1.食用油，包括植物油（素油）每人 < 25ml/d。 2.少吃或不吃肥肉和动物内脏。 3.其他动物性食品也不应超过 100ml/d。 4.多吃蔬菜 400~500g/d、水果 100g/d。 5.每人每周可吃蛋类 5 个。 6.适量豆制品或鱼类；奶类每日 250g。	8~14 mmHg
控制体重	BMI < 24kg/m²；腰围：男 < 90 cm；女 < 85 cm	1.减少总的食物摄入量。 2.增加足够的活动量。 3.肥胖者若非药物治疗效果不理想，可考虑辅助用减肥药物。	5~20 mmHg/减重 10kg
戒烟	彻底戒烟；避免被动吸烟	1.宣传吸烟危害与戒烟的益处。 2.为有意戒烟者提供戒烟帮助。一般推荐采用突然戒烟法，在戒烟日完全戒烟。 3.戒烟咨询与戒烟药物结合。 4.公共场所禁烟；避免被动吸烟。	—
限制饮酒	每天白酒 < 50 ml、葡萄酒 < 100ml、啤酒 < 300ml	1.宣传过量饮酒的危害；过量饮酒易患高血压。 2.高血压患者不提倡饮酒；如饮酒，则少量。 3.酗酒者逐渐减量；酒瘾严重者，可借助药物。	2~4 mmHg

每人每日吃新鲜蔬菜 400~500g，喝牛奶 500ml，可以补充钾 1000mg 和钙 400mg。

（二）控制体重

超重和肥胖是导致血压升高的重要原因之一，而以腹部脂肪堆积为典型特征的中心性肥胖还会进一步增加高血压等心血管与代谢性疾病的风险，适当降低升高的体重，减少体内脂肪含量，可显著降低血压。

成年人正常 BMI 为 18.5~23.9kg/m^2，在 24~27.9kg/m^2 为超重，提示需要控制体重；BMI ≥ 28kg/m^2 为肥胖，应减重。

成年人正常腰围＜ 90/85cm（男 / 女），如腰围≥ 90/85cm（男 / 女），同样提示需控制体重。如腰围≥ 95/90cm（男 / 女），也应减重。

最有效地减重措施是控制能量摄入和增加体力活动。在饮食方面要遵循平衡膳食的原则，控制高热量食物（高脂肪食物、含糖饮料及酒类等）的摄入，适当控制主食（碳水化合物）用量。在运动方面，规律的、中等强度的有氧运动是控制体重的有效方法。减重的速度因人而异，通常以每周减重 0.5~1kg 为宜。对于非药物措施减重效果不理想的重度肥胖患者，应在医生指导下，使用减肥药物控制体重。

（三）戒烟

吸烟是心血管病和癌症的主要危险因素之一。被动吸烟也会显著增加心血管疾病危险。吸烟可导致血管内皮损害，显著增加高血压患者发生动脉粥样硬化性疾病的风险。医生应强烈建议并督促高血压患者戒烟，并鼓励患者寻求药物辅助戒烟（使用尼古丁替代品、安非他酮缓释片和伐尼克兰等），同时也应对戒烟成功者进行随访和监督，避免复吸。

（四）限制饮酒

长期大量饮酒可导致血压升高，限制饮酒量则可显著降低高血压的发病风险。

每日酒精摄入量男性不应超过 25g，女性不应超过 15g。不提倡高血压患者饮酒，如饮酒，则应少量，白酒、葡萄酒（或米酒）与啤酒的量分别少于 50ml、100ml、300ml。

（五）体育运动

定期的体育锻炼则可产生重要的治疗作用，可降低血压、改善糖代谢等。

建议每天应进行适当的体力活动（每天 30min 左右），而每周则应有 1 次以上的有氧体育锻炼，如步行、慢跑、骑车、游泳、做健美操、跳舞和非比赛性划船等。

典型的体力活动计划包括三个阶段：

（1）5~10min 的轻度热身活动。

（2）20~30min 的耐力活动或有氧运动。

（3）放松阶段，约 5min，逐渐减少用力，使心脑血管系统的反应和身体产热功能逐渐稳定下来。运动的形式和运动量均应根据个人的兴趣、身体状况而定。

（六）减轻精神压力，保持心理平衡

心理或精神压力引起心理应激（反应），即人体对环境中心理和生理因素的刺激做出的反应。长期、过量的心理反应，尤其是负性的心理反应会显著增加心血管风险。精神压力增加的主要原因包括过度的工作和生活压力，包括抑郁症、焦虑症、社会孤立和缺乏社会支持等。应采取各种措施，帮助患者预防和缓解精神压力以及纠正和治疗病态心理，必要时建议患者寻求专业心理辅导或治疗。

九、降压药治疗对象

高血压 2 级或以上患者（≥ 160/100mmHg）。

高血压合并糖尿病，或者已经有心、脑、肾靶器官损害和并发症患者凡血压持续升高 6 个月以上，改善生活行为后血压仍未获得有效控制的患者。

从心血管危险分层的角度，高危和极高危患者必须使用降压药物强化治疗。

十、降压的目的和平稳达标

（一）降压治疗的目的

对高血压患者实施降压药物治疗的目的是，通过降低血压，有效预防或延迟脑卒中、心肌梗死、心力衰竭、肾功能不全等心脑血管并发症发生；有效控制高血压的疾病进程，预防高血压急症、亚急症等重症高血压发生。

舒张压每降低 5mmHg（收缩压降低 10mmHg）可使脑卒中和缺血性心脏病的风险分别降低 40% 和 14%；收缩压每降低 10mmHg（舒张压降低 4mmHg）可使脑卒中和缺血性心脏病的风险分别降低 30% 和 23%。

（二）降压达标的方式

将血压降低到目标水平可以显著降低心脑血管并发症的风险。但在达到上述治疗目标后，进一步降低血压是否仍能获益尚不确定。有研究显示，将冠心病患者的舒张压降到 60mmHg 以下时，可能会增加心血管事件的风险。应及时将血压降低到上述目标血压水平，但并非越快越好。大多数高血压患者，应根据病情在数周至数月内将血压逐渐降至目标水平。年轻、病程较短的高血压患者降压速度可快一点；但老年人、病程较长或已有靶器官损害或并发症的患者，降压速度则应慢一点。

（三）降压药物治疗的时机

高危、很高危或 3 级高血压患者，应立即开始降压药物治疗；确诊的 2 级高血压患者，应考虑开始药物治疗；1 级高血压患者，可在生活方式干预数周后，血压仍 ≥ 140/90mmHg 时，再开始降压药物治疗。

十一、降压药物治疗

（一）降压药物治疗原则

1. 小剂量

初始治疗时通常应采用较小的有效治疗剂量，并根据需要，逐步增加剂量。降压药物需要长期或终身应用，药物的安全性和患者的耐受性，重要性不亚于或胜过药物的疗效。

2. 尽量应用长效制剂

尽可能使用一天 1 次给药而有持续 24h 降压作用的长效

药物，以有效控制夜间血压与晨峰血压，更有效预防心脑血管并发症发生。如使用中、短效制剂，则需每天 2~3 次用药，以达到平稳控制血压。

3. 联合用药

以增加降压效果又不增加不良反应，在低剂量单药治疗疗效不满意时，可以采用两种或多种降压药物联合治疗。事实上，2 级以上高血压为达到目标血压常需联合治疗。对血压 ≥ 160/100mmHg 或中危及以上患者，起始即可采用小剂量两种药联合治疗，或用小剂量固定复方制剂。

4. 个体化

根据患者具体情况和耐受性及个人意愿或长期承受能力，选择适合患者的降压药物。

（二）降压药物种类

利尿剂、β 受体阻滞剂、钙通道阻滞剂（CCB）、血管紧张素转换酶抑制剂（ACEI）和血管紧张素 II 受体阻滞剂（ARB）。见表 2-4。

十二、降压药物作用特点

（一）利尿药

1. 噻嗪类

（1）降压作用的机理：先通过尿钠排泄使血浆和细胞外液容量减低，心排血量降低，经数周后恢复正常，可使血管壁内钠离子减少，血管扩张，发挥降压作用。

（2）常用制剂及用量：氢氯噻嗪每次 12.5mg，每日 1~2 次；

表2-4 常用降压药种类的临床选择

分　类	适应证	禁忌证	
		绝对禁忌证	相对禁忌证
钙通道阻滞剂（二氢吡啶类）	老年高血压周围血管病 单纯收缩期高血压稳定型心绞痛 颈动脉粥样硬化 冠状动脉粥样硬化	无	快速型心律失常心力衰竭
钙通道阻滞剂（非二氢吡啶类）	心绞痛 颈动脉粥样硬化 室上性心动过速	二至三度房室传导阻滞	心力衰竭
血管紧张素转换酶抑制剂（ACEI）	心力衰竭心绞痛 心肌梗死后左心室肥厚 左心室功能不全 颈动脉粥样硬化 非糖尿病肾病 糖尿病肾病 蛋白尿/微量白蛋白尿 代谢综合征	妊娠 高血钾 双侧肾动脉狭窄	
血管紧张素Ⅱ受体阻滞剂（ARB）	糖尿病肾病 蛋白尿/微量白蛋白尿冠心病 心力衰竭 左心室肥厚 心房颤动预防 ACEI引起的咳嗽 代谢综合征	妊娠 高血钾 双侧肾动脉狭窄	
噻嗪类利尿剂	心力衰竭 老年高血压 高龄老年高血压 单纯收缩期高血压	痛风	妊娠
袢利尿剂	肾功能不全 心力衰竭		
利尿剂（醛固酮拮抗剂）	心力衰竭 心肌梗死后	肾功能衰竭 高血钾	
β受体阻滞剂	心绞痛 心肌梗死后 快速性心律失常 慢性心力衰竭	二至三度房室传导阻滞 哮喘	慢性阻塞性肺病 周围血管病 糖耐量低减 运动员
α受体阻滞剂	前列腺增生 高血脂	体位性低血压	心力衰竭

吲达帕胺每次 1.25~2.5mg，每日 1 次。

（3）降血压的作用：氢氯噻嗪口服后 2~6h 达最大作用，氢氯噻嗪作用维持 12h，服药 3~4 周后作用达高峰。吲达帕胺口服后 24h 达最大作用，服药 3~4 周后作用达高峰。

（4）主要副作用：与剂量有关，使用小剂量可使副作用减少。

①血容量不足和低钠血症。

②低血钾。

③升高空腹血糖。

④其他：血尿酸水平增高，以及血镁降低等。

（5）临床应用：氢氯噻嗪为基本的降压药。对轻中度高血压、"盐敏感型"高血压，特别是低肾素者（如老年人和伴有糖尿病）和有代谢综合征表现者降压效果更好。常与其他降压药合用以协同降压和减少水钠潴留的副作用。尤其适用于合并心力衰竭者。

（6）禁忌证：对磺胺药过敏者、低钾者和原发性醛固酮增多症者禁用；糖尿病患者和有痛风史、高血钙者慎用。

（7）药物的相互作用：氢氯噻嗪常与其他降压药合用，如 ACEI、ARB、β 受体阻滞剂、中枢作用药物、钙拮抗剂、其他利尿药。吲达帕胺与培哚普利合用在临床试验中被证实能预防脑卒中复发。非甾体类抗炎药能减弱噻嗪类的降压作用。噻嗪类与 β 受体阻滞剂合用可增加疲乏感和嗜睡的副作用。

（8）补充说明：噻嗪类利尿药可降低高血压并发症如脑

卒中和心力衰竭的发病率和死亡率。

①单独使用噻嗪类做降压治疗时，剂量应尽量小：患者使用小至 12.5mg 的氢氯噻嗪即有降压作用，超过 25mg 降压作用并不一定增强，反而可能使不良反应发生率增加。因此，建议单用利尿药降压时的剂量不宜超过 25mg，若 25mg 仍不能有效地控制血压，则应合用或换用其他类型抗高血压药。

②单用噻嗪类降压药治疗，尤其是长期使用应合并使用保 K^+ 利尿药或合用血管紧张素转化酶抑制药。

③长期大量使用噻嗪类可对脂质代谢、糖代谢产生不良影响。

④吲达帕胺不良反应少，不引起血脂改变，故伴有高脂血症患者可用吲达帕胺代替噻嗪类利尿药。

2. 潴钾利尿剂

（1）降压作用的机理：选择性阻断肾小管上皮钠转运通道，从而减少远曲小管钠钾交换，使尿钠排泄增多而钾相对潴留。血管扩张机理也被考虑。

（2）常用制剂及用量：氨苯蝶啶每次 50~100mg，每日 1~2 次；阿米洛利每次 5~10mg，每日 1 次。

（3）主要副作用：轻而一过性，包括高血钾、腹泻、恶心、呕吐、小腿痉挛、月经不规则；氨苯蝶啶可能会诱发肾结石。

（4）临床应用：单用降压作用较弱，适用于伴有低血钾的高血压患者，也能保留镁离子。多与氢氯噻嗪合用，能有效降压与纠正噻嗪类利尿剂所致的低钾、低镁血症。

（5）禁忌证：伴有糖尿病、肾功能不全的患者，以及正在服用 ACEI 和钾盐补充治疗者慎用本药。痛风患者禁用。

（6）药物相互作用：常与噻嗪类利尿剂合用。

3. 醛固酮拮抗剂

（1）降压作用的机理：阻断醛固酮的作用，包括减少细胞外液容量和扩张血管。具有心血管靶器官保护作用（尤其是纤维化）。依普利酮对阻断醛固酮的作用具有更强的选择性。

（2）常用制剂及用量：安体舒通每次 20~40mg，每日 1~3 次。

（3）主要副作用：阳痿、乳房发育（男性），月经紊乱。

（4）临床应用：安体舒通能有效地控制多数高血压患者的血压，尤其是低肾素型（老年人、糖尿病患者）高血压。并适用于原发性醛固酮增多症中双侧肾上腺增生、无法手术的腺瘤病人及手术后血压继续增高者。

（5）禁忌证：高血钾和肾功能不全者禁用。

（6）药物相互作用：可与噻嗪类利尿剂分用。

4. 袢利尿剂

（1）降压作用的机理：作用于肾小管髓袢升支粗段离子转运机制，阻止钠和氯从尿中的重吸收。

（2）常用制剂及用量：呋塞米（速尿）每次 20~100mg，每日 1~2 次；托拉塞米每日 5~10mg。

（3）降血压的作用：利尿、降压作用均较其他利尿剂强而迅速。速尿作用时间短，托拉塞米作用时间可持续达 24h。

（4）主要副作用：①与噻嗪类利尿剂相似；②过度利尿可致低血压、低血钾。

（5）临床应用：适用于伴有肾病或心衰导致肾功能减退（血

肌酐＞2.5mg/dl）者，其作用强于噻嗪类利尿剂高血压伴有充血性心衰、其他原因引起的水肿及肾功能不全等情况。

（6）禁忌证：①高尿酸血症、原发性醛固酮增多症；②增加尿钙排泄，不适用于骨质疏松症患者。

（7）药物相互作用：①影响前列腺素合成的药物（如非甾体类抗炎药）可减弱对肾小管的祥利尿作用；②可与其他降压药合用。

（8）补充说明：对合并有氮质血症或尿毒症的患者可选用高效利尿药呋塞米。

（二）β受体阻滞剂

有选择性（β_1）、非选择性（β_1 与 β_2）和兼有 α 受体阻滞三类。

（1）降压作用的机理：阻断交感神经 β 受体、减慢心率、降低心排血量、抑制肾素释放等。

（2）常用制剂及用量：阿替洛尔每次 25~100mg，每日 1 次；美托洛尔每次 25~50mg，每日 2 次；比索洛尔每次 5~10mg，每日 1 次。

（3）降血压的作用：缓慢，1~2 周内起作用。

（4）主要副作用：①心动过缓、心力衰竭、支气管痉挛、恶心、腹泻、抽搐，头晕、乏力、雷诺现象等；②可升高血清甘油三酯（具有内源性拟交感胺作用者除外）、胆固醇水平和降低高密度脂蛋白胆固醇水平；③冠心病患者突然停药可诱发心绞痛。

（5）临床应用：①单用或与其他降压药合用，均能有效地降低舒张期或单纯收缩期高血压患者的血压；②可作为轻中度高血压患者的首选药，尤其是伴有劳累型心绞痛、心肌梗死后或伴有快速心律失常的中青年患者；③对老年人高血压疗效相对较差；④加量过程中会出现水钠潴留，可加用利尿剂。

（6）禁忌证：以下情况多不宜使用常用降压剂量的 β 受体阻滞剂：哮喘、慢性阻塞性肺病、充血性心衰、病窦综合征、二至三度房室传导阻滞、外周动脉病变。

慎用：1 型糖尿病、异常脂质血症、冠状动脉痉挛所致的心绞痛、运动员和从事重体力活动者。

（7）药物相互作用：

①可与利尿剂、二氢吡啶类钙拮抗剂或 α 受体阻滞剂合用。

②不宜与地尔硫卓、维拉帕米合用。

③与利血平合用可导致重度心动过缓甚至晕厥。

④与伪麻黄碱、麻黄碱或肾上腺素合用可升高血压。

β 受体阻滞剂不仅降低静息血压，而且能抑制体力应激和运动状态下血压急剧升高。

β 受体阻滞剂治疗的主要障碍是心动过缓和一些影响生活质量的不良反应，较高剂量 β 受体阻滞剂治疗时突然停药可导致撤药综合征。

⑤虽然糖尿病不是使用 β 受体阻滞剂的禁忌证，但它增加胰岛素抵抗，还可能掩盖和延长降糖治疗过程中的低血糖症，使用时应加以注意，如果必须使用，应使用高度选择性

β_1受体阻滞剂。

（三）钙通道阻滞剂

又称钙拮抗剂，分为二氢吡啶类和非二氢吡啶类。

1. 降压作用的机理

（1）主要通过阻滞细胞外钙离子经电压依赖 L 型钙通道进入血管平滑肌细胞内，减弱兴奋—收缩偶联，降低阻力血管的收缩反应性。

（2）钙拮抗剂能减轻血管紧张素Ⅱ（AⅡ）和 α_1肾上腺素能受体的缩血管效应，减少肾小管钠重吸收。

2. 常用制剂及用量

（1）二氢吡啶类：硝苯地平每次 5~10mg，每日 3 次；氨氯地平每次 2.5~10mg，每日 1 次；非洛地平缓释片每次 5~10mg，每日 1 次；拉西地平每次 2~6mg，每日 1 次；乐卡地平每次 10~20mg，每日 1 次；尼群地平每次 10mg，每日 2 次。

（2）非二氢吡啶类：地尔硫卓缓释片每次 90~180mg，每日 1 次；维拉帕米缓释片每次 240mg，每日 1 次。

3. 降血压的作用

（1）硝苯地平口服后 30min 起效，半衰期 2~5h，需每天服用 3 次。

（2）长半衰期的钙拮抗剂或缓（控）释制剂能维持 24h 血压控制。

（3）拉西地平和乐卡地平降压作用维持时间长（半衰期不长）。

4. 主要副作用

（1）颜面潮红，头痛，眩晕，心悸，胃肠道不适，体位性低血压。

（2）二氢吡啶类可致踝部水肿，齿龈增生。

（3）非二氢吡啶类地尔硫卓与维拉帕米可抑制窦房结功能、心脏传导和心室功能。

5. 临床应用

（1）长效钙拮抗剂（包括二氢吡啶类和非二氢吡啶类）单用或与其他降压药合用可有效控制血压，减少心脑事件。避免应用快速短效制剂。

（2）地尔硫卓和维拉帕米并适用于伴房性心律失常的高血压患者。

（3）钙拮抗剂具有以下优势：对老年患者有较好地降压疗效；高钠摄入不影响降压疗效；非甾体类抗炎症药物不干扰降压作用；在嗜酒的患者有显著降压作用；可用于合并糖尿病、冠心病或外周血管病患者；长期治疗时还具有抗动脉粥样硬化作用。

6. 禁忌证

（1）孕妇忌用。

（2）有窦房结功能低下或心脏传导阻滞者，以及充血性心衰者慎用地尔硫卓和维拉帕米。

7. 药物相互作用

（1）可与利尿剂、ACEI 合用。

（2）维拉帕米、地尔硫卓、尼卡地平和氨氯地平增高环孢菌素血浆水平。

（3）维拉帕米和地尔硫卓增高地高辛血浆水平。不足之处是开始治疗阶段有反射性交感活性增强，尤其使用短效制剂。引起心率增快、面部潮红、头痛、下肢水肿等。非二氢吡啶类抑制心肌收缩及自律性和传导性，不宜在心力衰竭、窦房结功能低下或心脏传导阻滞患者中应用。

（四）血管紧张素转换酶抑制剂（ACEI）

1. 降压作用的机理

（1）主要通过抑制周围和组织的 ACE，使血管紧张素 Ⅱ（Ang Ⅱ）生成减少，同时抑制激肽酶使缓激肽降解减少，扩张血管，降低血压。

（2）因阻断醛固酮，可以增强利尿药的作用。

（3）有轻度潴留 K^+ 的作用。

2. 常用制剂及用量

卡托普利每次 12.5~50mg，每日 2~3 次；

依那普利每次 2.5~20mg，每日 2 次；

西拉普利每次 2.5~5mg，每日 1 次；

贝那普利每次 10~20mg，每日 1 次；

培哚普利每次 4~8mg，每日 1 次；

雷米普利每次 2.5~10mg，每日 1 次；

福辛普利每次 10~20mg，每日 1 次；

赖诺普利每次 10~20mg，每日 1 次。

3. 降血压的作用

起效缓慢，逐渐增强，在 3~4 周时达最大作用，限制钠盐摄入或联合使用利尿剂可使起效迅速和作用增强。

4. 主要副作用

（1）常见：干咳。

（2）少见：血管性水肿、高钾、皮疹、味觉异常、粒细胞减少。

5. 临床应用

（1）临床应用于各种程度的高血压，尤适用于伴有心力衰竭、左室功能异常、心肌梗死后或糖尿病肾病的患者。

（2）ACEI 具有改善胰岛素抵抗和减少尿蛋白作用，在肥胖、糖尿病和心脏、肾脏靶器官受损的高血压患者具有相对较好的疗效，特别适用于伴有心力衰竭、心肌梗死后、糖耐量减退或糖尿病肾病的高血压患者。

6. 禁忌证

妊娠、高血钾及双侧肾动脉狭窄者禁用。

7. 药物相互作用

可与利尿剂、钙拮抗剂和 β 受体阻滞剂等合用。

（五）血管紧张素Ⅱ受体阻滞剂（ARB）

1. 降压作用的机理

主要通过阻滞组织的血管紧张素Ⅱ受体亚型 AT_1，更充分有效地阻断血管紧张素Ⅱ的水钠潴留、血管收缩与组织重构作用。

2. 常用制剂及用量

氯沙坦每次 50~100mg，每日 1 次；

缬沙坦每次 80~160mg，每日 1 次；

厄贝沙坦每次 150~300mg，每日 1 次；

替米沙坦每次 40~80mg，每日 1 次；

坎地沙坦每次 8~16mg，每日 1 次。

3. 降血压的作用

起效缓慢，但持久而平稳，一般在 6~8 周时才达最大作用，作用持续时间能达到 24h 以上。低盐饮食或与利尿剂联合使用能明显增强疗效。

4. 主要副作用

高血钾，血管性水肿（罕见）。由于没有咳嗽的副作用而优于 ACE 抑制剂。

5. 临床应用

（1）适用于各种轻中度高血压患者，尤其是 ACE 抑制剂引起不能忍受的咳嗽者。

（2）最大的特点是直接与药物有关的不良反应很少，不引起刺激性干咳，持续治疗的依从性高。

6. 禁忌证

妊娠、高血钾及双侧肾动脉狭窄者禁用。

7. 药物相互作用

同 ACEI。

（六）其他抗高血压药物

1. α 受体阻滞剂

（1）降压作用的机理：哌唑嗪、特拉唑嗪、多沙唑嗪和萘哌地尔选择性阻断节后肾上腺素能 α_1 受体，降压同时并不伴有心排血量的改变；而苯苄胺和酚妥拉明则非选择性地

阻滞 α_1 和 α_2 受体，周围小动脉扩张。

（2）常用制剂及用量：特拉唑嗪每次 1~10mg，每日 1~2 次；哌唑嗪每次 2~10mg，每日 2~3 次；酚妥拉明每次 5~10mg，肌肉或动脉注射。

（3）降血压的作用：哌唑嗪等作用产生缓慢，用药 4~8 周后作用达高峰。酚妥拉明作用短暂。

（4）主要副作用：头痛，头晕，乏力，心动过速，首剂体位性低血压（哌唑嗪）。选择性 α_1 受体阻滞剂有一定的水钠潴留作用。

（5）临床应用：①选择性 α_1 受体阻滞剂单用或与其他降压药合用均能有效降压，适用于各种程度的高血压，更适用于伴有前列腺肥大、异常脂质血症和异常糖耐量的高血压患者；②苯苄胺主要用于嗜铬细胞瘤高血压的治疗。

（6）禁忌证：有体位性低血压的老年高血压患者慎用。

（7）药物相互作用：哌唑嗪可与利尿剂、β 受体阻滞剂合用。

2.α、β 受体阻滞剂

（1）降压作用的机理：阻断 α 和 β 肾上腺素能受体。

（2）常用制剂及用量：阿罗洛尔每次 10mg，每日 2 次；卡维地洛每次 12.5~25mg，每日 1~2 次。

（3）降血压的作用：缓慢。

（4）主要副作用：与 β 受体阻滞剂相似。

（5）临床应用：对各种程度高血压均有效。

（6）禁忌证：支气管哮喘，二至三度房室传导阻滞，心动过缓，外周动脉病变。

（7）药物相互作用：与利尿剂合用。

（七）中枢和周围交感神经抑制剂

1. 降压作用的机理

（1）可乐定和甲基多巴通过兴奋中枢神经的 α_2 受体而减少交感神经的传出冲动，使心率减慢，心输出量降低，外周血管阻力减小，并抑制肾素、醛固酮分泌。

（2）莫索尼定是第二代中枢性降压药，作用于延髓腹外侧核，对咪唑啉 I2 受体有高度的选择性，通过激动 RVLM 的 I2 咪唑啉受体使外周交感神经的活性降低，导致血管扩张、血压下降。与可乐定相比，其对 α_2 受体的亲和力较微弱，因此降压的同时无明显减慢心率和中枢镇静作用。

（3）利血平通过耗竭周围神经末梢去甲肾上腺素而抑制反射性血管收缩，发挥降压作用。

2. 常用制剂及用量

可乐定每次 0.1mg，每日 2 次；

利血平每次 0.1~0.25mg，每日 1 次。

3. 降血压的作用

（1）可乐定服后 30min 血压开始下降，2~4h 降压作用最大。作用维持4~24h。对不同体位的收缩压和舒张压都有降压作用。

（2）利血平作用缓和而持久，一般用药一周后下降，2~3周达最低水平。

4. 主要副作用

（1）中枢抑制药可致嗜睡、口干等，停药后可血压反跳。

（2）利血平的副作用包括鼻塞、抑郁、增加胃液酸度和溃疡病的危险、加重溃疡性结肠炎和诱发胆绞痛。

5.临床应用

（1）中枢抑制药适用于各种程度的高血压，尤其适用于伴有肾功能不全和血浆肾素活性增高者。

（2）利血平可单用于轻度高血压，与其他降压药合用于中重度高血压。尤其适用于心率快、精神紧张、血浆肾素活性高的患者。

6.禁忌证

孕妇不宜服可乐定，有溃疡病、精神抑郁者慎用利血平。

7.药物相互作用

与利尿剂和血管扩张剂合用。

心得安、胍乙啶、溴苄胺和三环类抗忧郁药可对抗可乐定的降压作用，不宜合用。可与其他降压药物合用，但不能与单胺氧化酶抑制剂合用的药物。

（八）直接血管扩张剂

主要扩张小动脉，对容量血管无明显作用，由于小动脉扩张，外周阻力下降而降低血压。

同时通过压力感受性反射，兴奋交感神经，出现心率加快、心肌收缩力加强，心排出量增加，从而部分对抗了其降压效力。

硝普钠对小动脉和静脉均有扩张作用，由于也扩张静脉，使回心血量减少，因此不增加心排出量，但也反射性兴奋交感神经。

肼屈嗪因不良反应较多，临床不主张使用。

（九）降压治疗方案

无并发症或合并症患者可以单独或者联合使用噻嗪类利尿剂、β 受体阻滞剂、CCB、ACEI 和 ARB，治疗应从小剂量开始，逐步递增剂量。

2 级高血压（＞ 160/100mmHg）患者在开始时就可以采用两种降压药物联合治疗，处方联合或者固定剂量联合，有利于血压在相对较短的时间内达到目标值。

（十）降压药物的联合应用

1. 联合用药的意义

为了达到目标血压水平需要应用≥ 2 种降压药物。

2. 联合用药的适应证

2 级高血压或伴有多种危险因素、靶器官损害或临床疾患的高危人群，往往初始治疗即需要应用两种小剂量降压药物，如仍不能达到目标水平，可在原药基础上加量或可能需要三种，甚至四种以上降压药物。见表 2–5。

3. 联合用药的方法

两药联合时，降压作用机制应具有互补性同。具有相加的降压作用，并可互相抵消或减轻不良反应。

4. 联合用药方案

（1）ACEI 或 ARB ＋噻嗪类利尿剂。

利尿剂的不良反应是激活肾素—血管紧张素—醛固酮系统，可造成一些不利于降低血压的负面作用。而与 ACEI 或 ARB 合用则抵消此不利因素。

ACEI 和 ARB 由于可使血钾水平略有上升，从而能防止

表2-5　常用降压药的适应证

适应证	CCB	ACEI	ARB	D	β-BK
左室肥厚	+	+	+	±	-
肾功能不全	±	+	+	+ *	-
颈动脉增厚	+	±	±	-	-
心绞痛	+	+	+	-	+
心肌梗死后	- #	+	+	+ * *	+
心力衰竭	-	+	+	+	+
慢性脑血管病	+	+	+	+	±
糖尿病	±	+	+	±	-
心房颤动预防	-	-	+	-	+
蛋白尿 / 微蛋白尿	-	+	+	-	-
老年人	+	+	+	+	-
血脂异常	±	+	+	-	-

注：CCB：二氢吡啶类钙通道阻滞剂；ACEI：血管紧张素转换酶抑制剂；ARB：血管紧张素Ⅱ受体阻滞剂；D：噻嗪类利尿剂；β-BK：β受体阻滞剂；+：适用；±：可能适用；*：袢利尿剂；＊＊：螺内酯；#：硝苯地平。

噻嗪类利尿剂长期应用所致的低血钾等不良反应。

ARB 或 ACEI 加噻嗪类利尿剂联合治疗有协同作用，有利于改善降压鼓果。

（2）二氢吡啶类 CCB ＋ ACEI/ARB。

二氢吡啶类 CCB 具有直接扩张动脉的作用。

对伴有心肌梗死病史者可用长效CCB控制高血压，阻断肾素—血管紧张素醛固酮系统，既扩张动脉、又扩张静脉。

因此，两药有协同降压的作用。

二氢吡啶类CCB常见产生的踝部水肿，可被ACEI或ARB消除。

小剂量长效二氢吡啶类CCB加ARB初始联合治疗高血压患者，可明显提高血压控制率。

ACEI或ARB可部分阻断CCB所致反射性交感神经张力增加和心率加快的不良反应。

（3）CCB＋噻嗪类利尿剂。

二氢吡啶类CCB加噻嗪类利尿剂治疗，可降低高血压患者脑卒中发生风险。

（4）二氢吡啶类CCB＋β受体阻滞剂。

二氢吡啶类CCB具有的扩张血管和轻度增加心率的作用，正好抵消β受体阻滞剂的缩血管及减慢心率的作用。

两药联合可使不良反应减轻。

（5）多种药物的合用。

①三药联合的方案：在上述各种两药联合方式中加上另一种降压药物便构成三药联合方案，其中二氢吡啶类钙通道阻滞剂＋ACEI（或ARB）＋噻嗪类利尿剂组成的联合方案最为常用。

②四种药联合的方案：主要适用于难治性高血压患者，可以在上述三药联合基础上加用第四种药物如β受体阻滞剂、螺内酯、可乐定或α受体阻滞剂等。

（6）固定配比复方制剂。

这是常用的一组高血压联合治疗药物。

①通常由不同作用机制的两种小剂量降压药组成，也称为单片固定复方制剂。与分别处方的降压联合治疗相比，其优点是使用方便，可改善治疗的依从性，是联合治疗的新趋势。

②对2级或3级高血压及某些高危患者可作为初始治疗的药物选择之一。

③应用时注意其相应组成成分的禁忌证或可能的不良反应。

④传统的复方制剂：复方利血平（复方降压片）、复方利血平氨苯蝶啶片（降压0号）、珍菊降压片等。以利血平、氢氯噻嗪、盐酸双屈嗪或可乐定为主要成分。此类复方制剂成分的科学性尚需规范，但在基层仍广泛使用。

⑤新的配比复方制剂：一般由不同作用机制的两种药物组成，多数每天口服1次，每次1片，使用方便，改善依从性。目前新的配比复方制剂主要有：ACEI＋噻嗪类利尿剂；ARB＋噻嗪类利尿剂；二氢吡啶类、CCB＋ARB；二氢吡啶类CCB＋α受体阻滞剂；噻嗪类利尿剂＋保钾利尿剂等。

⑥降压药与其他心血管治疗药物组成的配比复方制剂有：二氢吡啶类CCB＋他汀、ACEI＋叶酸；此类复方制剂使用应基于患者伴发的危险因素或临床疾患，需掌握降压药和相应非降压药治疗的适应证及禁忌证。

比较合理的两种降压药联合治疗方案是：利尿剂与β受体阻滞剂；利尿剂与ACEI或ARB；二氢吡啶类钙拮抗剂与

β 受体阻滞剂；钙拮抗剂与 ACEI 或 ARB；钙拮抗剂和利尿剂及阻滞剂和 β 阻滞剂。见表2-6。

必要时也可用其他组合，包括中枢作用药如 α_2 受体激动剂、咪哒唑啉受体调节剂以及 ACEI 与 ARB。

表2-6　联合治疗方案推荐参考

优先推荐	一般推荐	不常规推荐
D-CCB + ARB	利尿剂+ β 阻滞剂	ACEI + β 阻滞剂
D-CCB + ACEI	α 阻滞剂+ β 阻滞剂	ARB + β 阻滞剂
ARB +噻嗪类利尿剂	D-CCB +保钾利尿剂	ACEI + ARB
ACEI +噻嗪类利尿剂	保钾利尿剂+ 噻嗪类利尿剂	中枢作用药+ β 阻滞剂
D-CCB +噻嗪类利尿剂		
D-CCB + β 阻滞剂		

注：D-CCB：二氢吡啶类 CCB。

5. 注意事项

三种降压药联合治疗方案除有禁忌证外，必须包含利尿剂。不同类降压药在某些方面的可能的相对优势：

（1）预防卒中：ARB 优于 β 受体阻滞剂，钙拮抗剂优于利尿剂。

（2）预防心衰：利尿药优于其他类。

（3）延缓糖尿病和非糖尿病肾病的肾功能不全：ACEI 或 ARB 优于其他类。

（4）改善左心室肥厚：ARB 优于 β 受体阻滞剂。

（5）延缓颈动脉粥样硬化：钙拮抗剂优于利尿药或 β 受

体阻滞剂。

（6）可乐定对于戒烟有效，大剂量用于戒除药物成瘾性。

十三、相关危险因素的处理

（一）调脂治疗

（1）血脂异常是动脉粥样硬化性疾病的重要危险因素，高血压伴有血脂异常显著增加心血管病危险。

（2）对冠心病合并高血压患者的二级预防能显著获益：明显减少冠心病事件及总死亡率。

（3）他汀类药物调脂治疗对高血压或非高血压患者预防心血管事件的效果相似，均能有效降低心脑血管事件；小剂量他汀用于高血压合并血脂异常患者的一级预防安全有效。作为一级预防，并非所有的高血压患者都须他汀类药物治疗。他汀类药物降脂治疗对心血管疾病危险分层为中、高危者可带来显著临床获益，但低危人群未见获益。基于安全性以及效益、费用比的考虑，低危人群及预防使用他汀治疗仍应慎重。

（4）对高血压合并血脂异常的患者，应同时采取积极的降压治疗以及适度的降脂治疗。

（5）调脂治疗参考建议（表2-7）。

首先应强调治疗生活方式改变，当严格实施健康生活方式3~4个月后，血脂水平不能达到目标值，则考虑药物治疗，首选他汀类药物。

血TC水平较低与脑出血的关系仍在争论中，需进一步研究。

表2-7 不同ASCVD危险人群降LDL-C/非-HDL-C治疗达标值

危险等级	LDL-C	非-HDL-C
低危、中危	<3.4mmol/L（130mg/dl）	<4.1mmol/L（160mg/dl）
高危	<2.6mmol/L（100mg/dl）	<3.4mmol/L（130mg/dl）
极高危	<1.8mmol/L（70mg/dl）	<2.6mmol/L（100mg/dl）

注：参考《中国成人血脂异常防治指南（2016年修订版）》；ASCVD：动脉粥样硬化性心血管疾病；LDL-C：低密度脂蛋白胆固醇；非-HDL-C：非高密度脂蛋白胆固醇。

他汀类药物应用过程中应注意肝功能异常和肌肉疼痛等不良反应，需定期检测血常规、转氨酶（ALT和AST）和肌酸磷酸激酶（CK）。

（二）抗血小板治疗

（1）阿司匹林在心脑血管疾病二级预防中的作用已经临床研究证实，能有效降低严重心血管事件风险25%，其中非致命性心肌梗死下降1/3，非致命性脑卒中下降1/4，所有心血管事件下降1/6。

①高血压合并稳定型冠心病、心肌梗死、缺血性脑卒中或TIA史以及合并周围动脉粥样硬化疾病患者，需应用小剂量阿司匹林100mg进行二级预防。

②合并血栓症急性发作如急性冠状动脉综合征、缺血性脑卒中或TIA、闭塞性周围动脉粥样硬化症时，应按相关指南的推荐使用阿司匹林，通常在急性期可给予负荷剂量300mg

即可，尔后应用小剂量 100mg/d 作为二级预防。

③高血压伴糖尿病、心血管高风险者可用小剂量阿司匹林 75~l00mg/d 进行一级预防。

④阿司匹林不能耐受者可以应用氯吡格雷 75mg/d 代替。

（2）高血压患者长期使用阿司匹林应注意：

①需在血压控制稳定 < 150/90mmHg 后开始应用，未达良好控制的高血压患者，阿司匹林可能增加脑出血风险。

②服用前应筛查有无发生消化道出血的高危因素，如消化道疾病（溃疡病及其并发症）、65 岁以上、同时服用皮质类固醇或其他抗凝药或非甾体类抗炎药等。如果有高危因素应采取预防措施，包括筛查与治疗幽门螺旋杆菌感染、预防性应用质子泵抑制剂以及采用合理联合抗栓药物的方案等。

③合并活动性胃溃疡、严重肝病、出血性疾病者需慎用或停用阿司匹林。

（三）血糖控制

（1）血压伴糖尿病患者心血管病发生危险更高。

（2）高于正常的空腹血糖或糖化血红蛋白（HbAlc）与心血管危险增高具有相关性。

（3）UKPDS 研究提示，强化血糖控制与常规血糖控制比较，预防大血管事件的效果并不显著，但可明显降低微血管并发症。

（4）糖尿病的血糖控制。

理想目标是空腹血糖 ≤ 6.1mmol/L 或 HbAlc ≤ 6.5%。

对于老年人，尤其是独立生活的、病程长、并发症多、自我管理能力较差的糖尿病患者，血糖控制不宜过于严格，空腹血糖 ≤ 7.0mmol/L 或 HbAlc ≤ 7.0%，餐后血糖 ≤ 10.0mmol/L 即可。

对于中青年糖尿病患者，血糖应控制在正常水平，即空腹 < 6.1mmol/L，餐后 2h ≤ 8.10mmol/L，HbAlc ≤ 6.5%。

（四）高血压并发心房颤动的抗凝治疗

（1）房颤是脑卒中的危险因素，非瓣膜性房颤患者每年发生缺血性脑卒中的风险为 3%~5%。

（2）所有高血压并发房颤的患者都应进行血栓栓塞的危险评估。凡是具有血栓栓塞危险因素的房颤患者，应按照现行指南进行抗凝治疗，宜在国际标准化比值（INR）指导下口服抗凝剂华法林。

（3）高血压并发房颤的低危患者最好也应用华法林，但也可给予阿司匹林，方法遵照相关指南。氯吡格雷与阿司匹林联合治疗只适合于不能应用华法林的替代治疗，但应注意出血不良反应。

（4）虽然没有证实"上游治疗"可直接预防房颤的发生，但在有其他相应适应证的房颤患者中仍主张使用以 RAAS 阻断剂为主的药物进行治疗。

（五）综合干预多种危险因素

（1）综合干预有利于全面控制心血管危险因素，有利于及早预防心血管病。高血压患者综合干预措施是多方面的。

（2）常用有资料提示高同型半胱氨酸与脑卒中发生危险有关，而添加叶酸可降低脑卒中发生危险，因此，对叶酸缺乏人群，补充叶酸也是综合干预的措施之一。

（3）通过控制多种危险因素、保护靶器官、治疗已确诊的糖尿病等疾患，来达到预防心脑血管病发生的目的。

（4）价格低廉的小剂量多效固定复方制剂（Polypill）有利于改善综合干预的依从性和效果。目前，已经上市 Polypill 有降压药 / 调脂药（氨氯地平 / 阿托伐他汀）固定复方制剂；降压药 / 叶酸（依那普利 / 叶酸）固定复方制剂；正在进行的国际 Polypill 干预研究（TIPS），将评估 polypill（小剂量雷米普利、氢氯噻嗪、阿替洛尔、辛伐他汀）对易患心血管病的中高危人群的一级预防作用。

第三章 裴正学教授中西医结合治疗高血压

一、裴正学教授对高血压生理病理的认识

裴正学教授认为，高血压的发病在逐年增加，鉴于该病可导致一系列严重的合并症和后遗症，给中老年人健康长寿和社会生活带来不可估量的损失，因此对此病的研究和重视，已是众所周知的事。1998年中国卫生部（现国家卫生健康委员会）将10月8日定为中国"高血压日"，旨在推动和强化高血压的防治工作。

目前高血压定义为：在未使用降压药物的情况下，非同日测量血压，收缩压 ≥ 140mmHg 和 / 或舒张压 ≥ 90mmHg；患者既往有高血压史，目前正在使用降压药物，血压虽然低于 140/90mmHg，也诊断为高血压。正常血压和血压升高之间定义为"正常高值"，是指收缩压为 120~139mmHg 和 / 或舒张压为 80~89mmHg 时。流行病学资料显示，血压水平与心血管病发病和死亡的风险成连续、独立的正相关。血压 >

115/75 mmHg时，每增加20/10mmHg，心、脑血管并发症发生的风险加倍。因此，当血压水平处于"正常高值"时，心血管风险提高。

临床上高血压可分为两类，第一类为原发性高血压，又称高血压病，是一种以血压升高为主要临床表现，伴或不伴有多种心血管危险因素的综合征，是多种心脑血管疾病的重要病因和危险因素，是心血管疾病死亡的主要原因之一，占90%以上。第二类为继发性高血压，由某种器质性疾病引起，病因明确，高血压仅是该种疾病的临床表现之一，占5%~10%，如能及时治愈原发病，血压可能恢复正常。肾脏疾病是导致继发性高血压的最常见病因，可以说几乎所有的肾脏疾病到后期都能引起高血压，如急性肾炎、慢性肾盂肾炎、肾结核等，全身性疾病如系统性红斑狼疮、过敏性紫癜的肾脏损害等。

高血压是怎么产生的呢？与肾脏因素较为密切，当肾脏的肾小球入球动脉遇到不利因素时，肾脏组织便会释放出一种叫作肾素的活性物质。肾素作用于血管紧张素原，从而使血管紧张素原转变成血管紧张素，血管紧张素使全身小动脉收缩，血压为之上升。目前发现的血管紧张素共有七种（血管紧张素Ⅰ、Ⅱ、Ⅲ、Ⅳ、Ⅴ、Ⅵ、Ⅶ），但研究得较清楚的只有血管紧张素Ⅰ和血管紧张素Ⅱ两种。血管紧张素Ⅰ转换酶将血管紧张素原转换成血管紧张素Ⅰ，血管紧张素Ⅱ受体受到某种刺激，将血管紧张素原变成了血管紧张素Ⅱ。

根据上述机理，研究出两类降压药物：

（1）血管紧张素Ⅰ转换酶抑制剂，抑制血管紧张素Ⅰ的产生，抑制小血管的收缩，使血压下降，主要的代表药物有卡托普利、依那普利、贝那普利。

（2）血管紧张素Ⅱ受体拮抗剂，使血管紧张素Ⅱ不能与其受体结合，小动脉的收缩化为乌有，从而血压下降，主要的代表药物有氯沙坦、缬沙坦、厄贝沙坦。

另外的血管紧张素Ⅲ、Ⅳ、Ⅴ、Ⅵ、Ⅶ，尚待开发。

二、裴正学教授对高血压临床表现的认识

高血压的临床表现主要有头痛、头晕、耳鸣、腰酸、腿软，为典型的中医肾虚证候群，自汗、怕冷属肾阳虚，潮热、盗汗则为肾阴虚。高血压患者出现胸闷、心慌、气短等症状，或有冠状动脉的硬化；出现明显健忘和轻微的认知障碍，预示有脑动脉硬化可能。高血压的后果是出现动脉硬化，但动脉硬化不一定源于高血压。高血压患有动脉硬化者达100%，动脉硬化患者有30%不合并高血压。

三、裴正学教授对高血压与动脉硬化关系的认识

（一）高血脂对高血压的发病起了重要作用

血脂主要是胆固醇、甘油三酯、低密度脂蛋白、高密度脂蛋白。通常标准应为：胆固醇5.7mmol/L，甘油三酯1.7mmol/L，低密度脂蛋白（β脂蛋白）4.92mmol/L，超此标准则为高脂血症。低密度脂蛋白有一个抑制因素就是高密度脂蛋白，高密度脂蛋白是专门降低低密度脂蛋白的，高密度脂蛋白如

果低于 0.7mmol/L，低密度脂蛋白就会升高，出现高脂血症。高脂血症分四型（新分型方法）：第一型为胆固醇型，即胆固醇＞5.7mmol/L；第二型为甘油三酯型，即甘油三酯＞1.7mmol/L；第三型为胆固醇、甘油三酯型，两者均高于规定的标准；第四型为高密度脂蛋白型，即高密度脂蛋白＜0.7mmol/L。

（二）血脂升高有四方面的意义

（1）动脉硬化加重，血脂向血管的植入和浸润为血管硬化。

（2）血黏度上升，血脂升高，血液黏稠度就升高。

（3）血脂升高可导致血尿酸增加。脂肪酸分解产生尿酸，尿酸升高产生痛风。

（4）促进血压的升高，因此降脂在治疗高血压中不容忽视。高血压、高血黏、高尿酸、高血脂的起因是高血糖。高血糖与"四高"相互作用，全身代谢紊乱，谓之代谢综合征（五高证候）。代谢综合征是老年疾病的重要成因。在五高证候中，关键是高血压动脉硬化，源头是糖尿病。近年来，我国糖尿病患者发病率直线上升，在中老年人群中，大约有二十分之一的糖尿病患者、五分之一的高血压患者。

（三）动脉硬化的部位

主动脉管腔大，压力高，即便产生粥样硬化，不易形成狭窄或梗阻；毛细小动脉梗阻了，由于它所灌溉的面积小，并发症也相应小。因此，动脉硬化的危险部位主要是中等的动脉，心、脑、肾三个脏器的动脉属于这一类型。裴正学教授认为："三器官的血管不但不大不小，而且又具有大量的分叉和拐弯，犹如自然界的河流，河道的相会和拐弯，易使泥沙在该处沉积，形成三角洲。两河交汇必有一市，长江和嘉陵江交汇形成了重庆市，长江和汉江交汇形成了武汉市，长江和黄浦江交汇形成了上海市。黄河行到桑园子峡，忽然北转，形成了兰州市；黄河在潼关东转，形成了八百里秦川，造就了西安市。动脉硬化也是同样的道理，动脉分叉、拐弯易使血脂就地沉积。心、脑、肾三器官的血管分叉和拐弯最多。我们看看大脑，颅腔的大小是固定不变的，容纳了所有的脑组织，因此血管只能在限定的脑组织中分叉、迂曲；再看看心脏，拳头大小，冠状动脉只能分叉、迂曲；肾脏也是一样，双肾血管丰富，拐弯、分叉更多，因此三者的动脉容易出现硬化，成为动脉硬化的主要靶器官。"

四、裴正学教授对降血压与治疗代谢性疾病关系的认识

1. 西医治疗高血压的主要药物

（1）单纯的血管扩张药物。40年前就用利血平、降压灵、可乐定等。

（2）钙离子拮抗剂。钙离子拮抗剂（CCB）有硝苯地平（心痛定）、尼群地平等。钙离子通过离子通道进入细胞内，引起血管收缩，血压升高。钙离子拮抗剂就是阻止这一通道，不让钙离子转入细胞内，从而使血管扩张，降低血压。但此类药物对部分患者产生如下副作用：头痛，面部潮红，下肢浮肿，心跳加快。

（3）β 受体阻滞剂。β 受体阻滞剂如普萘洛尔（心得安）、美托洛尔（倍他乐克）等。这里要讲一下 β 受体为何物？ β 受体、α 受体均为交感神经的受体，它们的亢奋均能导致交感神经的兴奋，血管收缩，血压升高。比如，我们所用的升压药物去甲肾上腺素、多巴胺、间羟胺既能兴奋 α 受体，也能兴奋 β 受体；异丙肾上腺素主要兴奋 β 受体。我们在抢救休克患者时，常采用肾上腺素、多巴胺、间羟胺等药。近年来多巴胺、间羟胺并用的方式更为普遍，能显著地提升血压，纠正休克；异丙肾上腺素则对气管扩张有较好的作用，临床常用于治疗支气管哮喘。妥拉苏林为 α 受体阻滞剂，降压作用强，疗效不稳定，现已少用；普萘洛尔、美托洛尔、阿替洛尔为 β 受体阻滞剂，降压稳定、温和，比较常用。

（4）肾素血管紧张素类。血管紧张素Ⅰ转化酶抑制剂有卡托普利、贝那普利、依那普利；血管紧张素Ⅱ受体拮抗剂有氯沙坦、缬沙坦、厄贝沙坦。

（5）利尿剂。对舒张压的下降更好，比如双氢克尿噻、安体舒通、呋塞米等。

2. 治疗高血压与代谢综合征的相关性

对于高血压患者，仅降低血压还不行，还必须：

（1）降低血脂。以前常用芦丁、烟草酸、毛冬青、月见草、灯盏花、复方丹参片、维脑路通等，近年来上市了他汀类药物，比如氟伐他汀（来适可）、辛伐他汀（舒降之）、阿托伐他汀（阿乐）等，疗效显著。

（2）降低血黏度。阿司匹林老药新用，能改善血黏度，

100mg/d，消化道健康的患者可长期服用，近年来氯吡格雷、华法林等也常用于临床。

（3）降低血尿酸。血尿酸 >480mmol/L，则可引致痛风，同时增加血黏度。血尿酸质重下沉，经常在足趾、脚踝部出现痛风性关节炎。在人们的认识中，猫、老虎等食肉动物都有痛风，这些动物四条腿着地，前后肢均可出现痛风，证明血尿酸的重力作用。在肾脏排泄不畅，可沉积，形成尿路结石。西医治疗痛风用秋水仙碱、别嘌呤、丙磺舒等。

（4）降低血糖。高血压和糖尿病存在密切相关性，从发病机理上，胰岛素抵抗是高血压和糖尿病的共同"土壤"，有些糖尿病患者很容易出现高血压，而且出现高血压以后，往往容易出现各种并发症，危险性会显著增加，甚至加重。如果糖尿病患者存在高血压，各种并发症会明显加重，因此在治疗上也需要综合管控。糖尿病患者控制好血糖非常必要，能够延缓各种微血管病变，包括糖尿病视网膜病变、糖尿病肾病。而糖尿病肾病中，也同样需要控制血压，才能保护好肾脏。糖尿病患者特别是 2 型糖尿病患者的心脑血管疾病是危及患者生命最主要的原因。因此，糖尿病患者不仅要控制好血糖，还要控制好血压、血脂，才能够在控糖的同时，有效地预防各种糖尿病并发症。

五、裴正学教授对高血压病因病机及病位的认识

（一）高血压的病因病机

本病属于中医学的"头痛""眩晕"等范畴。早在《素问·至真要大论篇》记载，诸风掉眩，皆属于肝。《难经》载，大连在脑者，名真头痛。《灵枢·海论》载，髓海不足，则脑转耳鸣。《中藏经》载，气逆，则头痛，耳聋，颊赤……《类证治裁》载，年高肾液已衰，水不涵木。这些都说明眩晕和头痛与脑、肝、肾有密切关系。朱丹溪认为无痰不眩、无火不晕。李东垣谓，凡头痛皆以风药治之者，总其大体而言之，高巅之上，惟风可到。《古今医统大全》载，头痛自内而致者，气血痰饮、五脏气郁之病。《张氏医通》专述血瘀头痛，邪袭于外，则血凝而脉缩，收引小络而痛。叶天士认为老年头痛多清阳不升、火气乘虚上扰所致。《血证论》载，瘀血攻心，心痛头晕。这些都说明头痛和眩晕与风、火、痰、瘀等致病因素有关。

本病常因情感失常，精神紧张，肝气郁结，郁久化火，上扰清窍则头痛。肝阳上亢，久则损及肝阴，导致肝肾阴虚，阴虚阳亢，也可引起头痛。或素体阴虚，劳伤过度、阴阳失调，肾水不足、水不涵木或水不济火，则肝阳上亢，而致上实下虚之证。久则阴损及阳，则阴阳两虚。过食肥甘、饮食不节或饮酒过度、损伤脾胃，运化失司则湿浊中阻，使清阳不升，或瘀久化热、痰湿内蕴，再挟肝风横窜经络，心脉痹阻。如上蒙清窍，扰动心神，则可引致中风晕厥等严重后果。肝藏血，

肾藏精，冲为血海，任主胞络，又主一身之阴，肝肾病必累及冲任失调。也有气血不足，血行缓慢或气虚血瘀，病久入络，经络瘀滞，不通则痛亦发本病。此病本虚标实，初期偏于肝阳上亢、肝火上炎实为主。中期则以阴虚阳亢，虚实夹杂。晚期以阴损及阳，阴阳两虚。风、火、瘀为标，脏腑虚损为本。肝阳上亢、肝火上炎、肝风内动、痰扰清窍、血瘀阻络为标证。

（二）高血压的病位

高血压的靶器官主要为心脏、脑血管、肾脏。中医古籍中对高血压的病位有记载。

本证为肝肾阴虚、肾阴不足、阴阳两虚之证。本病发生，证候在肝，根源在肾，肝肾相互影响，累及心脾。

1. 心

动脉硬化发生于心脏，形成冠心病。

过去认为冠心病分为心绞痛、心肌梗死。现在分为急性冠脉综合征（ACS）和稳定型心绞痛

（1）急性冠脉综合征（ACS）。包括心电图 ST 段弓背向上、ST 段不弓背向上的（二者均可合并病理性 Q 波，前者合并概率 95%，后者合并概率 5%。有病理性 Q 波就意味着心肌梗死不可逆，当然还可有 T 波倒置，T 波倒置就代表心肌缺血）。顺便在这里叙述一下心肌梗死心电图代表的部位：V_3 出现病变：梗死在前壁、后壁；V_5 出现病变：梗死在侧壁；V_1 间壁；标准Ⅲ导联下壁，标准Ⅰ导联高壁。ACS 中还包括不稳定型心绞痛（反复发作，各种药物没办法），急性冠脉综合征的分出完全是为了适应心脏介入的需要，此征为心脏介

入之适应证。发现此征可行介入。介入前尚可进行必要的抢救。以"THABC"抢救措施最为恰当：T：溶栓，尿激酶50万~100万单位加入5%葡萄糖250ml静滴，可酌情重复；H：抗凝，肝素5000单位加入5%葡萄糖250ml静滴，或低分子肝素钙0.3~0.5ml肌注，必须查出凝血时间；A：阿司匹林；B：β受体阻断剂；C：ACEI、ARB（注意记忆字母缩写）。

（2）稳定型心绞痛。胸闷、心慌、气短经常存在，五高中之其一、其二也可存在。此为中药治疗适应证，为中医中药提供了用武之地。

（3）中医对冠心病的认识。《灵枢》载，真心痛，手足青至节，心痛甚，旦发夕死，夕发旦死。裴正学教授认为："就是早上发病下午就死啦，下午发病早上就死啦，旦就是早上的意思，'枕戈待旦'就是早早就准备好兵器，准备黎明出发。古人把心肌梗死描绘得极为生动。"

张仲景在《金匮要略》中有大量论述治疗冠心病的经文，中医的"胸痹"就是现代的冠心病，这一点已取得大家共识。《金匮要略》载，胸痹之病，喘息咳唾，胸背痛，短气，寸口脉沉迟，关上小紧数，栝楼薤白白酒汤主之。胸痹不得卧，心痛彻背者，栝楼薤白半夏汤主之。胸痹，心中痞气，气结在胸，胸满，胁下逆抢心，枳实薤白桂枝汤主之；人参汤亦主之。胸痹，胸中气塞，短气，茯苓杏仁甘草汤主之，橘枳姜汤亦主之。胸痹缓急者，薏苡附子散主之。心中痞，诸逆心悬痛，桂枝生姜枳实汤主之。心痛彻背，背痛彻心，乌头赤石脂丸主之。共七条经文，把各型冠心病都表达了出来，并提出了治疗的有效方剂。裴正学教授认为："我们以第一条经文为例，深入讲一下中医对冠心病论治的认识。胸痹之含义为胸中之气血闭塞不通，气血不通则产生了胸背痛、喘息、咳唾、短气等症状，所谓不通则痛。'寸口脉沉而迟，关上小紧数'，寸口为上焦，心脏之位；关脉为中焦，'关上小紧数'说明阴气很盛，中焦的膏粱厚味上乘阳位，上焦为虚脉，中焦为实脉，阴占阳位，来自中焦水谷的血脂上乘到心位，不通则痛，胸痛彻背，背痛彻胸。这正好与西医的高血脂导致冠心病不谋而合。所有的这些不是闭门造车，而是有实践的内核。所以中医治疗冠心病主要以栝楼、薤白、半夏等药物组方。自从 20 世纪北京地区协作组从血府逐瘀汤中提出冠心 II 号，直至丹参滴丸的问世，采用活血化瘀法治疗冠心病取得了明显进展。我在临床中常以金匮系列方与冠心 II 号合用加减，治疗不稳定型心绞痛，有效率达 100%。既要继承古人的经验，又要认识现代医学，即我所提出的'十六字方针'——西医诊断、中医辨证、中药为主、西药为辅。我治疗疾病主要是开中药方子，偶尔用点西药，西医的抗菌素很好，中医的清热解毒药不能和头孢三代相比，仅可以和青霉素相比，目前青霉素只能用于预防。"

2. 肾

裴正学教授认为："目前在西医对冠心病研究遥遥领先的情况下，采取心脏介入治疗，是人家的拿手好戏，而对于稳定型心绞痛，西医却是'老虎吃蚊子，有劲使不上'。鉴于肾动脉硬化最易出现肾功能衰竭，西医对此也本事不多，只能用点利尿剂或施行透析。而中医对肾动脉硬化引起的症状早有深刻的认识，中医的'痰饮'与现代医学肾动脉硬化所致的水肿、蛋白尿、肾衰等表现相符，古人留下了许多治疗痰饮的方子。《金匮要略》'问曰：夫饮有四。何谓也？师曰：有痰饮，有溢饮，有悬饮，有支饮。''……水走肠间，沥沥有声，谓之痰饮；水走胁下，咳唾引痛，谓之悬饮；……饮水流行，归于四肢，当汗出而不汗出，……谓之溢饮；咳逆，倚息短气，不得卧，……谓之支饮。'五苓散、五皮饮、桂附八味丸、济生肾气汤皆可用之。'诸有水者，腰以下肿，当利小便，腰以上肿，当发汗乃愈。'麻黄汤、麻杏石甘汤、越婢汤、越婢加术汤为一系列发汗方剂，用此法治疗肾性水肿，即为提壶揭盖法。肺肾同源，金水相生，肺气不宣则肾气不降，就好比护士输液时，输液器上需要一个排气管，为同一个作用原理。用麻黄汤、越婢汤开宣肺气，发汗解表，也为'开鬼门，洁净府'治疗水肿之法。

肾动脉硬化很快会进展为肾衰。慢性肾炎进展为肾衰，时间较长，而肾动脉硬化很快出现血 BUN、血 CR 上升、CO_2 结合力下降、肌酐清除率下降，西医在这时更是没什么好的办法，只有透析，遗憾的是透析路上无回路。我行医 50 年来，还没有见过一个肾衰患者经透析治疗后，不再需要透析而存活的，几乎全部都是透析到最后因肾衰并发症而亡。中医中药在这一点上可是还有一些办法，当然疗效不是非常理想，至少在延长生存时间和改善生存质量方面有很大的作用。门诊和住院部不少患者取得了较好的疗效。当然，我们采取中西医结合的方法，中药配合西医有以下措施：大量白蛋白、大剂量呋塞米、贝那普利、抗生素抗感染等，疗效会更好。"

3. 脑

裴正学教授认为："脑包括大脑、小脑、间脑、脑干（中脑、脑桥、延髓），大脑为两个大脑半球，下面是丘脑，再下面是脑干，脑干背上背个蜗牛就是小脑。下面我们看一下血管的分布。主动脉弓上，偏右分出无名动脉（头臂干），无名动脉再分出右颈总动脉和右锁骨下动脉；主动脉弓上偏左分出左颈总动脉和左锁骨下动脉。双侧颈总动脉再分出颈外动脉和颈内动脉，双侧颈内动脉经颅底颈动脉孔入颅腔，其主干直接延续成大脑中动脉，分支形成大脑前动脉；双侧锁骨下动脉再分出椎动脉，椎动脉分支出的小动脉滋养脊髓，其主干经枕骨大孔入颅，左右椎动脉合成一条基底动脉，基底动脉的分支进入小脑，而椎动脉主干继续上行，行至脑桥上缘分为两条大脑后动脉，即虹吸部。以上就是大脑的血管流向，我们需要把它搞清楚。而最爱发生动脉硬化的部位即为虹吸部和大脑中动脉，因两者均分叉多、拐弯多，因此易出现脑动脉硬化。也就是脑 CT、MRI 上看到的基底节部，也即内囊部，这些地方易出现梗死、出血。另外，还有一个地方易出现动脉硬化，那就是椎—基底动脉部，也容易出现梗死和出血，其病理基础都是动脉硬化，就像塑料袋子，用久了，老化了，易破裂，血管也是一样的道理。脑梗死过去叫脑血栓形成，自有了 CT、MRI 就叫脑梗死，小的梗死灶或血管未完全梗阻，就称为腔隙性脑梗。左侧脑梗影响语言功能，右侧脑梗引起共济失调，小脑病变引起重度共济失调，大脑实质病变，可出现对侧肢体不同程度的瘫痪。CT上看梗死是低密度灶，新出血是高密度灶，通俗一点就是梗死灶看上去是黑的，出血灶看上去是白的；而MRI是看信号，T1像上出血灶是低信号，T2像上出血灶是高信号，因为气、血、水、骨在T1像上都是低信号，在T2像上水就变成高信号了，梗死灶在T1、T2像上没有太大的变化。这些都是一个医务工作者的基本功。作为一名医生不能只看别人的报告，甚至依赖报告。我们要学会自己看，这样才能理论与实践结合，不断总结经验，不断进步。最后谈谈脑动脉硬化的治疗，西医对脑动脉硬化的治疗也是无可奈何。当然对于脑出血严重患者，西医可以行手术治疗，在颅骨上凿洞引流，降低颅内压，挽救生命，而对于脑梗，即所谓的慢性中风，只能给予灯盏花、月见草、葛根素、蚓激酶等药物治疗，且疗效不是很乐观。中医对后者的治疗效果也很好，我们就不由得回想起两个大家，首先是王清任，他发明了著名的补阳还五汤；其次是刘河间，他的地黄饮子是治疗脑梗、偏瘫的绝妙方子。当然可配合大量活血化瘀药，如王清任的血府逐瘀汤、冠心Ⅱ号等。

中医对高血压动脉硬化的认识早在《素问》中就有记载，血之与气并走于上，则为大厥。张锡纯在所著《医学衷中参西录》中对这一论述进行了阐发，认为高血压是气血上行之结果，治疗高血压应引血下行。张锡纯进行反复临床验证，认为怀牛膝是引血下行之上品，因此以怀牛膝为主药，组成了镇肝熄风汤。该方开中医治疗高血压之先河，其降压效果堪与现代西药媲美。大多数高血压患者的脉象寸脉弦大，这是因为高血压强大的血流，穿过尺脉、关脉后，力量仍然很大，相对而言尺脉反而较弱，这种脉象表现，中医称为：肾阴不足，肝阳上亢，也叫水不涵木，由此产生了以滋阴潜阳为主的杞菊地黄汤。该方虽有降压作用，但力量较弱，其主要作用是调节机体的反应性，使患者的症状减轻。在张锡纯的镇肝熄风汤（五牛元天川麦陈草）中，怀牛膝60g，突出了引血下行的作用，加玄参、天冬等滋阴之品则疗效益彰。张锡纯除镇肝熄风汤外，还拟定了治疗高血压之建瓴汤。此方药味精炼，疗效显著。我在张锡纯的建瓴汤中加入黄连、黄芩、黄柏、山栀子，清热泻火解毒，称为裴氏建瓴汤，疗效较建瓴汤更上一层楼。治疗高血压动脉硬化还有很多的方子可用，这里再不赘述。当然中医在降脂、降黏，治疗痛风、糖尿病等方面也有很多效方效药。"

（三）裴正学教授治疗高血压的常用方法

裴正学教授说："高血压肝肾亏虚是本，肝阳上亢，阴虚风动是标，瘀血阻络是病理结果。"故治疗本病以滋补肝肾、活血化瘀、平肝潜阳、健脾和胃为常用之法。

1. 滋补肝肾法

从西医的角度看，就是肾素—血管紧张素—醛固酮翻系统对血压之调节作用减弱和动脉硬化。高血压可引起肾功能损害，进而肾动脉硬化。

从中医的角度看，高血压与肝肾亏虚、瘀血阻络有关。

2.活血化瘀法

从西医的角度看，血脂增高，动脉管壁增厚，管腔狭窄，血流缓慢，久而形成瘀血，故需活血化瘀。

从中医的角度看，久病入络、冠脉瘀阻、脑络阻塞、肾脉瘀滞均属于"瘀血"之范畴,应用活血化瘀法可改善心、脑、肾等靶器官的血液循环，消散硬化斑块，从而降低血压。

3.平肝潜阳法

从西医的角度看，高血压头痛、头晕及血管痉挛，缺血、缺氧，脂质沉积，动脉血管硬化。

从中医的角度看，此病为肝阳上亢，风火相煽，动风动血之结果。故平肝潜阳可软化血管，改善痉挛，减轻疼痛。

4.健脾和胃法

从西医的角度看，高血压头晕、恶心呕吐、怕冷怕热属胃肠自主神经功能紊乱之表现。

从中医的角度看，此病为脾胃升降功能失调所致。《金匮要略》载，心下有痰饮，胸胁支满，目眩，苓桂术甘汤主之。《伤寒论》记载，太阳病发汗，汗出不解，其人仍发热，心下悸，头眩，身瞤动，振振欲擗地者，真武汤主之。从两条经文中可以看出，头晕、目眩、心下悸均是高血压的表现,可作为佐证。

六、裴正学教授对高血压的辨证论治

裴正学教授说，中医对高血压的认识由来已久，常以肾水不足、肝阳上亢为根本。

《素问·调经论》载，血之与气并走于上，则为大厥。张锡纯认为,《素问》所论之"大厥"即高血压脑出血之危象,他认为治疗高血压应以引血下行为方法,由此开创"镇肝熄风汤",开中药降压之先河。中医对高血压的病机认识总不外阴虚阳亢,阳亢生风之类,故多以滋水涵木、平肝潜阳为法。古方常用左归饮、大补阴丸、杞菊地黄丸等。蒲辅周采用温阳化水之法治疗高血压,主方真武汤加味,临床可收到预想不到的疗效。王清任采用活血化瘀法,创血府逐瘀汤治疗该病,已经涉及高血压合并脑动脉硬化、冠状动脉硬化等问题。

中医对高血压的认识历来以肾水不足、肝阳上亢为根本。肾水之不足形成骨蒸潮热、五心烦热等症状,肝阳上亢则形成头痛、头晕等症状。水不足则火自旺,心火过旺则心悸、心烦、失眠、多梦;水不足则阴虚,日久则阳虚,此即孤阴不生,独阳不长也;阴阳俱虚之直接结果,乃气滞血瘀也。盖气血之运行靠阴阳协调而顺畅,阴阳虑极,则气血之阻塞乃定矣。治疗高血压先系滋阴潜阳,用杞菊地黄汤、镇肝熄风汤,后可酌情选用下列方剂临证加减:真武汤、桂附八味丸、济生肾气丸、冠心Ⅱ号、夏枯草合剂、四物一黄钩、黄连解毒汤、石冬风菊二陈参、吴甲桑通苏槟桂,枳实代当二陈随。

裴正学教授治疗高血压积累了30年的经验,曾用杞菊地黄丸、建瓴汤、镇肝熄风汤、夏枯草、桑寄生、黄芩、钩藤、马兜铃、钩藤菜菔降压灵、红牛夏海汤等,约80%的高血压患者用上述方药辨证治疗皆可见效。后又使用石冬风菊二陈参,降压还需用钩藤、六味一黄钩、四物二黄钩、黄连解毒汤等使疗效更进了一步。后来又使用吴甲桑通苏槟桂,枳实代当二陈随。在上述方药中加入冠心 II 号对一部分心前区疼痛患者经常有效。

桑寄生 12g，苦丁茶 12g，钩丁 12g，干荷叶 12g。水煎服。此裴正学教授父亲裴慎之常用方，慎公云："此方治疗动脉硬化如神，尤长于头晕耳鸣之患者，方中之桑寄生有人用此一味药治疗心绞痛有效。"

1. 肝火上扰

证见：头痛头胀，眩晕时作，面红耳赤，烦躁易怒，口苦，大便干燥，小便短赤，舌质红、苔黄、脉弦数或弦滑。

治则：清肝泻火。

方药：羚角钩藤汤、半夏泻心汤、黄连解毒汤、甘露消毒丹、白虎汤临证加减。

生石膏 30g，麦冬 10g，防风 12g，菊花 15g，黄连 3g，黄芩 10g，黄柏 6g，山栀 10g，知母 10g，半夏 6g，陈皮 6g，茯苓 12g，丹参 20g，钩藤 30g。加减：若大便秘结者，加大黄；小便短赤甚者，加木通；口苦咽干者，加玄参、麦冬。

高血压患者无论早期、中期、晚期，均可伴热盛火旺之证，盖阴虚阳亢、阳亢生风，风火相煽则热盛火旺也。此时患者多见目赤面红，咽干口燥，舌苔黄腻，大便干燥。黄连解毒汤与白虎汤组合，加二陈汤意在健脾和胃以防苦寒伤胃；辅以麦冬养阴，防风、钩藤祛风，丹参活血，临床遇高血压之热盛火旺者每投多效。

以西医的观点，此型高血压患者多合并明显的自主神经功能紊乱，交感神经兴奋占优势；或伴慢性咽炎、慢性前列腺炎、慢性胃炎、慢性胆囊炎、慢性口腔炎等疾患。裴正学教授行医一生，深知高血压患者最易合并上述疾病，清热泻火势在必行。

2. 肝阳上亢

证见：头痛，头晕，头重脚轻，口苦咽干，面红耳赤，心烦失眠，五心烦热，每因烦怒则症状加重，舌红苔黄，脉弦数或弦细。

治则：平肝潜阳。

方药：镇肝熄风汤、建瓴汤加减。

怀牛膝 60g，生鳖甲 15g，生赭石 15g，生白芍 15g，生龙骨 15g，生牡蛎 15g，玄参 5g，天冬 15g，川楝子 20g，生麦芽 10g，茵陈 10g，生甘草 6g，赤芍 10g，川芎 10g，红花 6g，降香 6g，丹参 20g。加减：伴头痛加白芷 6g、细辛 3g、羌活 15g、独活 15g、防风 12g；口眼歪斜加僵蚕 10g、全蝎 6g、蜈蚣 1 条；半身不遂加水蛭 6g（冲服）、三七 3g（冲服）。

高血压的中晚期，血压持续在高水平，不仅表现出肾阴虚损证候，同时因阴虚而致阳亢，阳亢而致生风。此时症见头痛、躁动、手足麻木，一部分患者出现口眼歪斜、半身不遂。

以西医的观点，此种高血压已合并脑动脉硬化、脑梗死、脑萎缩，而且血压居高不下。张锡纯拟定之镇肝熄风汤、建瓴汤为此型高血压的首选方，鉴于此型高血压的脑部症状明显，在药方中可加用活血化瘀药赤芍、川芎、红花、降香、丹参等。此方出于《医学衷中参西录》，适应高血压伴较重之头痛、头晕、四肢麻木或半身不遂者。此方之妙在于怀牛膝之大剂量 30~60g 使用，张锡纯谓此药引血下行为治疗高血压脑充血之主药。另用大量金石类以其重而镇之也。此方对重症高血压伴脑血管痉挛、脑梗死、脑萎缩者均有一定疗效。在此方中加入水蛭、三七等破血之品疗效则更佳矣。

3. 肝肾阴虚

证见：头晕头痛，耳鸣眼花，心烦失眠，潮热咽干，腰腿酸软，肢体麻木，舌质红、少苔，脉细弦数。

治则：育阴潜阳，滋水涵木。

方药：杞菊地黄汤加减。

生地黄 12g，山萸肉 10g，山药 10g，丹皮 6g，茯苓 12g，泽泻 10g，枸杞 10g，菊花 10g，知母 10g，黄柏 10g，仙灵脾 10g，淫羊藿 10g，巴戟天 10g，当归 10g。加减：腰痛加杜仲 15g、怀牛膝 30g、续断 6g、桑寄生 15g；头痛加干荷叶 10g、钩藤 20g、天麻 10g、白芷 6g、细辛 3g、羌活 15g、独活 15g、防风 12g；麻差加桑葚 10g、夜交藤 10g；纳呆加鸡内金 10g、山楂 10g；尿频数加覆盆子 10g、菟丝子 10g；心悸甚则加生牡蛎 15g、生龙骨 15g。

高血压患者之头晕、耳鸣、腰酸、腿困、五心烦热、潮热盗汗等纯属肾阴虚损证。大部分高血压患者脉象在弦长有力的同时，尺脉相对沉弱，此亦属肾虚。裴正学教授认为，六味地黄汤是滋阴补肾首选方，此方加枸杞、菊花、知母、黄柏等又组成杞菊地黄汤、知柏地黄汤。此方与前述之活血化瘀方同为治疗早中期高血压的有效方，此方适应肾虚证明显的患者。此方系六味地黄汤加菊花、枸杞，适合于高血压轻症患者。而不稳定期高血压属中医肾气初损、肝阳初亢，本方长期服用，高血压可完全恢复，先服汤药数十剂，再以丸药长期服用，绝无毒副作用。据现代实验研究提示，杞菊地黄丸还有降脂、降糖、预防动脉硬化的作用，对动脉硬化的靶器官心、脑、肾有明显的保护作用，此方剂作为老年保健药正引起人们的普遍关注。裴正学教授使用此方通常与冠心Ⅱ号（赤芍、川芎、红花、降香、丹参）合用，头痛加重者加天麻、钩藤等。

4. 阳虚水泛

证见：头晕眼花、耳鸣耳聋，心悸气促，面部或下肢浮肿，腰膝无力，夜尿频数，舌淡红苔薄白，脉沉细弦或滑细。

治则：温阳利水。

方药：真武汤、二仙汤加味。

附片 6g，仙茅 10g，淫羊藿 10g，巴戟天 10g，桑寄生 15g，车前草 10g，生地、熟地各 20g，山药 10g，山萸肉 6g，牡丹皮 6g，茯苓 12g，泽泻 10g，杜仲 10g。加减：偏阴虚者则加何首乌 10g，龟甲 10g；纳呆加鸡内金 15g；腹胀加莱菔子 10g。

裴正学教授认为，蒲辅周老先生治疗高血压之经验为其一生医疗经验之佼佼者，查阅蒲老医案，治疗高血压 3 例，其中 2 例用附片，可见蒲老在治疗高血压时善用附片。一般认为，高血压患者阳亢，而附片是壮阳药。一般情况来看，阳亢患者复用壮阳之药，乃所谓抱薪救火也，然蒲老以真武汤加党参，配桂枝、狗脊、桑寄生治疗高血压证疗效显著。

5. 痰浊中阻

证见：头晕目眩，食纳不佳，胸闷痞满，恶心呕吐，头胀如蒙，苔白腻，舌质胖嫩，脉弦滑或细滑。

治则：健脾化痰。

方药：半夏白术天麻汤、桃红四物汤加减。

天麻 10g，制半夏 10g，炒白术 10g，茯苓 12g，陈皮 6g，竹茹 10g，枳壳 10g，当归 10g，川芎 10g，赤芍 10g，生地黄 12g，桃仁 10g，红花 6g，钩藤 20g，黄连 3g，黄芩 6g，黄柏 6g，山药 10g，炒薏苡仁 30g，木香 6g。加减：如湿热盛者加天竺黄 10g、黄芩 10g；如肢体麻木，项强语謇者加胆南星 10g、丹参 10g 或竹沥 10g；呕恶甚者加藿香 10g、佩兰 10g；大便不畅者加大黄 10g、莱菔子 10g；小便短赤者加碧玉散；纳呆加神曲 20g、麦芽 20g。

此为治疗高血压病之基本法则，可谓"治风先治血，血活风自灭"也。高血压的形成与动脉血管之硬化相辅相成，同步发展。裴正学教授观察高血压患者的脉象，常以弦紧有力，按之硬实为其特征，并以其弦、紧、硬的程度作为判断高血压程度的参考指标。考其脉弦、紧、硬之由来乃血管硬化也，治当活血化瘀。以桃红四物汤为首选，加钩藤 60g，此方对中早期高血压效佳，伴胃肠功能欠佳者，可酌情加入木香 6g、草豆蔻 6g。

七、裴正学教授对高血压的辨证用药释义

（一）肾虚型

裴正学教授认为，肝肾亏虚是本，瘀血阻络是标，本虚而标实是本病之病机特点。以西医的观点，就是肾素—血管紧张素—醛固酮系统对血压的调节作用减弱与动脉硬化有关。肾阴虚者用杞菊地黄汤加味，肾阳虚者用真武汤、苓桂术甘汤加味。

例1：王某，男，45岁，2013年12月28日初诊。

患者近三月明显感觉头晕眼花，耳鸣耳聋，腰膝酸软，盗汗乏力，心烦急躁。舌红苔少，脉沉细。实验室检查：血脂系列增高。血压140/90mmHg（1mmHg=0.133kPa）。

【西医诊断】原发性高血压。

【方药】杞菊地黄汤、四物二黄钩加味。

枸杞10g，菊花10g，生地12g，山药10g，山萸肉10g，茯苓10g，丹皮6g，泽泻10g，当归10g，白芍10g，川芎10g，黄芩10g，黄连6g，钩藤15g。水煎服，一日1剂，服用14剂后血压下降至120/80mmHg。头晕减轻，食纳较差，原方加陈皮、砂仁各6g，继续调理服用。

按：本方以杞菊地黄汤滋阴补肾，加四物汤补血滋阴；黄芩、黄连清热泻火；钩藤平肝潜阳而降压。

（二）肝肾阴虚型

裴正学教授认为，肝肾亏虚是本病的关键病机，是形成

动脉硬化的基础。在本病的发展过程中，瘀血阻络伴随整个病情的始终，所以在治疗时常需加入活血化瘀药。故滋补肝肾、活血化瘀是治疗本病之法

例2：高某，女，48岁，2013年10月12日初诊。

近两年来间断头痛头晕，耳鸣眼花，腰膝酸软，五心烦热，潮热盗汗，失眠健忘，心悸气短。查体：舌红苔少，脉弦细数。血压160/110mmHg，甘油三酯3.8mmol/L，总胆固醇5.8mmol/L。

【西医诊断】原发性高血压。

【方药】杞菊地黄汤、冠心Ⅱ号加味。

枸杞10g，菊花10g，生地12g，山药10g，山萸肉10g，茯苓10g，丹皮6，泽泻10g，赤芍10g，川芎10g，红花6g，降香10g，丹参20g，黄连6g，钩藤20g，夏枯草10g。水煎服，一日1剂。患者服用14剂后血压下降正常。

按：本方为杞菊地黄汤滋补肝肾，赤芍、川芎、红花、降香、丹参为冠心Ⅱ号，擅长活血化瘀治疗冠心病；黄连清心火而燥湿，夏枯草清泄肝热，钩藤平肝潜阳。

（三）肝阳上亢型

裴正学教授认为，肝肾阴亏、阴虚阳亢、水不涵木、化火生风，则肝阳上亢。《素问》载，诸风掉眩，皆属于肝。此型的实质为动脉硬化，已经合并有心、脑、肾等靶器官的并发症。肝阳上亢者用镇肝熄风汤加减。阴虚风动者用裴氏建瓴汤加减。

例3：李某，男，55岁，2013年9月10日初诊。

患者高血压病史5年，近1周自觉头昏头晕，头昏胀痛，

心烦急躁，夜寐不宁，口苦面红，手抖心慌。查体：舌红苔白，脉弦大数。

【西医诊断】高血压。

【方药】镇肝息风汤、冠心Ⅱ号加减。

生龟板15g，生龙骨15g，生牡蛎15g，生白芍15g，生赭石15g，怀牛膝60g，玄参10g，天冬10g，川楝子10g，生麦芽10g，茵陈15g，甘草6g，赤芍10g，川芎10g，红花6g，沉香10g，丹参20g，炒枣仁15g，夜交藤30g。水煎服，一日1剂。服用14剂后，头晕疼痛明显减轻，血压下降。

按：本方为镇肝熄风汤平肝熄风，加冠心Ⅱ号方活血化瘀，炒枣仁、夜交藤养血安神。裴氏建瓴汤（生龟板、生龙骨、生牡蛎、生赭石、生白芍、怀牛膝、生地、山药）加冠心Ⅱ号是裴正学教授治疗高血压的常用方剂。生龟板、生龙骨、生牡蛎、生赭石、生白芍各15g，重在滋阴潜阳；怀牛膝60g引血下行。

（四）痰湿中阻型

裴正学教授认为，自主神经功能最敏感的部位是胃肠，所以固护脾胃显得至关重要。建瓴汤方中加入半夏泻心汤意在调理脾胃气机的开降功能，这为治疗高血压从胃肠着手提供了借鉴。

例4：张某，女，40岁，2013年6月10日初诊。

患者近1月头痛伴恶心呕吐2次，伴胸闷气短，恶心胃胀，纳差乏力。查体：舌红苔白腻、脉弦滑。血压140/90mmHg。心电图提示T波改，ST-T移位。

【西医诊断】高血压。

【方药】半夏白术天麻汤、橘皮竹茹汤加味。

半夏 6g，白术 10g，天麻 10g，陈皮 6g，茯苓 10g，甘草 6g，大枣 4 枚，竹茹 10g，钩藤 15g，莱菔子 10g。水煎服，一日 1 剂。服用 14 剂后诸症好转，血压下降。

按：此方为半夏白术天麻汤健脾化痰，清热止呕；橘皮竹茹汤清热降逆止呕；加钩藤平肝潜阳，莱菔子消食化痰。

（五）瘀血阻络型

裴正学教授认为，瘀血阻络是本病病理演变的必然结果，故以活血化瘀为主要治疗举措。

例 5：刘某，男，50 岁，2012 年 4 月 6 日初诊。

患者头痛伴胸闷气短 1 月。既往有高血压病史 3 年。饮酒或劳累后头痛较剧，头痛如针刺，眩晕恶心，失眠头昏，胸闷气短，胸痛憋气，面部烘热。查体：舌质紫，苔薄白，脉细涩。血压 150/95mmHg。甘油三脂 4.0mmol/L。

【西医诊断】高血压，冠心病。

【方药】血府逐瘀汤加味。

桃仁 10g，红花 6g，当归 10g，赤芍 10g，川芎 10g，柴胡 10g，枳壳 10g，怀牛膝 10g，桔梗 20g，甘草 6g，蜈蚣 1 条，僵蚕 10g，白芷 6g，细辛 3g，羌活 10g，独活 10g，防风 10g，钩藤 15g，降香 10g，丹参 15g。水煎服，一日 1 剂。服用 14 剂后头痛明显好转，血压下降。继续服药巩固疗效。

按：本方用血府逐瘀汤活血化瘀，疏肝解郁，引血下行，加冠心Ⅱ号方加强活血化瘀之力，以治疗冠心病；加僵蚕、蜈蚣疏风通络以止痛。巅顶之上，唯风能到，故加白芷、细辛、羌活、独活、防风等祛风药以治疗头痛；钩藤平肝潜阳以降压。

八、裴正学教授治疗高血压的验案举例

例1：患者赵某，自诉头痛，头晕，恶心，呕吐4天。查体：形体偏胖，心肺未见明显异常，舌质红绛，苔黄，脉浮。甲状腺功能、肾动脉及肾上腺彩超均无异常。头颅CT示：左侧半卵圆中心腔隙性脑梗死；皮层下动脉硬化性脑病。

入院时血压240/120mmHg，先后给予马来酸依那普利10mg，口服，一日2次；硝苯地平缓释片20mg，口服，一日2次；双氢克尿噻12.5mg，口服，一日2次；氨体舒通10mg，口服，一日2次；利喜定缓释片30mg，口服，一日1次。血压仍在（190~220）/（90~110）mmHg。请裴正学教授诊治。

【西医诊断】高血压。

【中医辨证】肝阳上亢。

【治则】平肝潜阳。

【方药】镇肝熄风汤加减。

生白芍15g，生龙骨15g，生牡蛎15g，生鳖甲15g，生赭石15g，怀牛膝60g，玄参10g，天冬10g，川楝子20g，生麦芽30g，茵陈20g，甘草6g，黄连5g，黄芩10g，黄柏5g，山楂10g。水煎服，一日1剂。服用20剂后，精神转佳，头痛消失，头晕减轻，无恶心及呕吐，舌质红，苔薄白，脉弦，测血压150/90mmHg，继续服前方10剂，一月后患者头晕消失，血压控制在140/90mmHg以下。

例2：王某，患高血压多年，低压始终不降，裴正学教授以知柏地黄汤合杞菊二仙汤再合增液汤加生石膏，10余剂后血压下至120/80mmHg。此方降低血压的关键，在裴正学教授看来，以增液汤加生石膏为特殊用药。增液养阴可能与低压最为相关；平肝熄风可能与高压最为相关。

【方药】生地黄10g，山萸肉15g，山药10g，丹皮6g，茯苓12g，仙茅10g，淫羊藿10g，泽泻10g，知母20g，黄柏6g，枸杞15g，菊花10g，巴戟天10g，当归10g，怀牛膝30g，生龙骨15g，生牡蛎15g，生白芍15g，生赭石10g，麦冬6g，玄参10g，生石膏30g。

例3：患者刘某，女，65岁。

患高血压十余年，平素常有头痛、头晕，心烦，视物模糊。

【方药】生地黄12g，生赭石15g，怀牛膝15g，菊花12g，黄连6g，青葙子12g，草决明15g，白芍10g，丹参20g，栝楼15g，制香附9g，木香6g。水煎服，一日1剂。连服20剂，头晕减轻，眼干、视物模糊等症消失。

上方之组成可谓其镇肝熄风汤合青草黄花汤。生地黄、生赭石、怀牛膝、生白芍、镇肝熄风汤；青葙子、草决明、黄连、菊花、青草黄花汤。前者降压，后者明目。配丹参、栝楼预防冠心病。香附、木香护脾胃。

第四章 古今各家学说对高血压的认识

一、中医辨证分型及方药

高血压分型中医界尚未完全统一，各地做了不少研究工作，有以阴阳分型的，有以脏腑分型的，也有以虚实分型的，其中以脏腑分型者较为广泛。

（一）辨证施治

1. 肝火上扰型

证见：头痛眩晕，面红耳赤，烦躁易怒，口苦咽干，大便干燥，小便短赤，舌质红、苔黄、脉弦数。法当清肝泻火。

方药：龙胆泻肝汤加减：龙胆草 10g、黄芩 10g、栀子 10g、地龙 10g、丹皮 6g、夏枯草 10g、钩藤 20g、橘红 6g、柴胡 10g、草决明 20g，水煎服，每日 1 剂。若大便秘结者加大黄，小便短赤甚加木通，口苦咽干者加玄参、麦冬。

2. 肝阳上亢型

证见：头痛头晕，头重脚轻，面目红润，心烦，五心烦热，每遇烦怒则加重，舌红苔白，脉弦大。法当平肝熄风。

方药：天麻钩藤饮加减：天麻 10g、白蒺藜 20g、钩藤 30g、生地 12g、玄参 10g、麦冬 10g、石决明 20g、生牡蛎 20g、黄芩 6g、桑寄生 15g、杜仲 15g、夏枯草 20g，水煎服，每日 1 剂。肢体麻木抽搐则加地龙、丹参，大便干燥加大黄、番泻叶，小便短赤者则加木通、滑石。

3. 肝肾阴虚型

证见：头晕头痛，耳鸣眼花，心烦失眠，潮热咽干，腰腿酸软，肢体麻木，舌质红、少苔，脉细弦数。法当育阴潜阳，滋水涵木。

方药：杞菊地黄汤加减：菊花 15g、枸杞 10g、生地 10g、熟地 10g、山药 10g、山萸肉 6g、丹皮 6g、首乌 10g、黄精 15g、麦冬 15g、桑寄生 15g，水煎服，每日 1 剂。寐差加桑葚、夜交藤，纳呆加鸡内金、山楂，尿频数加覆盆子、菟丝子，心悸甚则加生牡蛎、生龙骨。

4. 阴阳两虚型

证见：头晕眼花，耳鸣耳聋，心悸气促，面部或下肢浮肿，腰膝无力，夜尿频数，舌淡红、苔薄白，脉沉细弦或滑细。法当滋阴补阳。

方药：济生肾气汤加减：桑寄生 15g、车前草 10g、生地 20g、熟地 20g、山药 10g、山萸肉 6g、丹皮 6g、云苓 12g、泽泻 10g、肉桂 3g、附子 6g、牛膝 15g、杜仲 10g，水煎服，每日 1 剂。偏阳虚者加附片、巴戟天，偏阴虚者则加首乌、龟板，纳呆加鸡内金，腹胀加莱菔子。

5. 痰浊中阻型

证见:头胀如蒙,纳食不佳,胸闷脘满,恶心呕吐,苔白腻,舌质胖嫩,脉弦滑或细滑。法当健脾化痰。

方药:半夏白术天麻汤加减:天麻 10g、制半夏 10g、炒白术 10g、云苓 12g、陈皮 6g、竹茹 6g、枳壳 10g、炒薏米 20g、木香 2g、钩藤 20g、白蒺藜 3g,水煎服,每日 1 剂。如痰热盛者加天竺黄、黄芩,如肢体麻木、项强者加胆南星、丹参或竹沥,呕恶甚者加藿香、佩兰,大便不畅者加大黄、莱菔子,小便短赤者加碧玉散,纳呆加神曲、麦芽。

6. 冲任失调型

证见:多见于更年期妇女,常有头痛眩晕,时有面部潮红、心烦失眠,性情急躁,舌质红苔少、脉弦细数。法当调冲任。

方药:二仙汤加减:仙茅 10g、仙灵脾 10g、巴戟天 10g、黄柏 6g、知母 6g、当归 10g、生地 12g、赤芍 10g、川芎 10g、益母草 10g,水煎服,每日 1 剂。虚汗多者加生龙骨、生牡蛎;心悸加茯神、合欢皮;五心烦热加地骨皮 10g、白薇 15g、玉竹 10~15g、百合 10~15g、知母 10~12g、沙参 10~15g、花粉 10~15g、天冬 10~12g、麦冬 10~15g、石斛 10~15g;肝风明显选用钩藤 10~20g、天麻 10~12g、菊花 10~15g、蝉蜕 6~10g、生石决明 15~30g、灵磁石 20~30g、僵蚕 10~12g、全蝎 3~10g、蜈蚣 6~10g;肾阴虚明显选用何首乌 10~15g、枸杞 10~15g、菟丝子 10~20g、女贞子 10~15g、黑芝麻 10~15g、巴戟天 10~17g,辨证加减用药。肝热明显选用龙胆草 10~20g、黄连 10g、黄芩 10~15g、栀子 10~12g、黄柏 10~15g、夏枯草

10~15g、大黄 6~12g、草决明 10~15g、白薇 10~15g；阴虚明显选用地黄 10~15g、旱莲草 10~15g、川断 10~15g；痰湿明显选用胆南星 10~20g、独活 10~12g、海风藤 10~15g、路路通 10~15g、木瓜 10~12g、竹茹 6~10g、贝母 10~12g、法半夏 10~12g、全栝楼 10~20g；肢体麻木选用地龙 10~15g、络石藤 10~20g。

二、名医临床经验

1. 董建华（北京中医学院教授、主任医师）治验

番某某，男，48 岁。主诉：高血压病史 10 年，近一个月头痛眩晕，下肢轻度浮肿。活动不利，伴有腰痛，惊悸烦躁，失眠多梦，胸闷纳差，小便不利。血压 170/100mmHg。舌质暗，苔薄黄，脉弦滑数。

方药：黄精四草汤。黄精 20g，夏枯草 15g，益母草 15g，车前草 15g，豨莶草 15g。予上方，调治月余，晕除肿消，血压平稳。

按：高血压属中医"眩晕""肝风"等范畴。肝为风木之脏，体阴而用阳，主动主升。若素体阳盛，阴阳失去平衡，阴亏于下，阳亢于上，阳亢风动，血随气逆，上冲颠顶，则见眩晕。故本方用黄精益脾养阴，四草化淤血，通活络，利水湿而降压。全方五味中药,经药理实验证实均有利尿降压作用。诸药相伍，共奏清肝平肝，通经利尿降压之功。服药期间宜戒烟酒，避免情绪波动。

2. 吴克潜（苏州医学院教授）治验

杨某某，男，54岁。主诉：因情志不遂，血压突然上升，高达200/120mmHg，甚或更高，遂右下肢瘫痪，卧床不起，神志尚清。证系煎熬劳心，刺激伤神所致。

方药：煎厥降压方治验。嫩桑枝（酒浸或酒洗）50g，桂枝8~12g，炒僵蚕、怀牛膝、当归、丹参各15g，双钩藤30g（后下）。

按：本方主要用于突受精神刺激引起的血压增高，立法用药在于疏通经络，调整气血紊乱，从而达到降压目的。桑枝祛风通络；桂枝温通，祛除络脉之阴寒；钩藤、僵蚕平肝通络；当归、丹参养血活血；牛膝镇肝通络。经络疏通，气血畅行，血压得以下降。临证若开窍醒神加石菖蒲，有痰加半夏、陈皮、白芥子，体虚加人参须（或太子参）。

3. 何时希（中国中医研究院教授）治验

陈某某，男，53岁。主诉：患高血压十余年，血压190/120mmHg，耳鸣不聪，如海涛震耳，指麻，舌謇。舌质红，脉弦数。

方药：三龙汤。煅龙骨30g（先煎），龙胆草6g，千地龙15g，灵磁石30g（先煎），桑枝15g，桑叶9g，牡蛎30g（先煎）。

按：方中煅龙骨、牡蛎、灵磁石镇心安神潜阳，龙胆草清肝泄热，桑枝、桑叶辛凉宣泄，地龙祛淤通脉。全方共奏镇肝潜阳，清肝泄热之功效。适用于肝阳上亢之高血压，证见头痛晕眩，面目赤，颈项强直，顾盼不利，心悸，睡眠不安，舌质红，脉弦数者。

刘某某，女，56岁。主诉：高血压病史十余年。近日眩晕头痛加重，频繁呕吐黄绿苦水，乃至神志不清，手足冰冷。诊查：脉沉细数，血压230/100mmHg。

方药：清眩降压汤。竹茹10g，茯苓15g，龙胆草10g，川芎6g，天麻10g，黄芩10g，黄连6g，菖蒲10g，龙骨12g，牡蛎15g，黑栀子10g，桑寄生10g，夏枯草10g。

按：本方适用于血压过高，眩晕。证见目眩而黑，视物皆转动，呕吐黄绿苦水或痰涎，甚则昏仆，不省人事。方以黄芩、黄连、黑栀子、夏枯草、龙胆草等大量苦寒药清热泻火，竹茹、茯苓、菖蒲化痰开窍，天麻、龙骨、牡蛎平肝潜阳熄风，川芎理血，桑寄生养肝益肾。

据现代药理研究，夏枯草、黄连、黄芩、栀子、茯苓、川芎、桑寄生均有降血压作用，天麻既可降压又有抗晕厥作用。故本方对高血压痰火上扰、阳亢化风、欲成中风闭脱者疗效较好。患者服药后，切勿惊扰，服药期间应忌烟酒和辛辣刺激食物。

4. 程绍恩（长春中医学院教授）治验

金某某，男，59岁。主诉：高血压病史2年，一星期以来头痛眩晕加重，脑胀项强，视物昏花，行立不稳，心烦易怒，口干，手足心热，便干溺者赤，面红如饮酒状。诊查：舌红，苔薄黄，脉弦细数，血压180/108mmHg。

方药：夏寄芩芍汤。夏枯草30g，桑寄生20g，黄芩15g，白芍25g，牛膝35g，牡蛎50g（先煎），钩藤15g（后下）。水煎服。

按：本方具有清肝泻火，平肝潜阳，养阴柔肝，引血下行之功。适用于肝火上扰或肝阳上亢的高血压。证见头痛、眩晕、脑胀耳鸣、两目干涩、肿痛、口苦、目赤肝痛、颈项痹痛等，方中夏枯草、黄芩清泻肝火，钩藤、牡蛎平肝潜阳，牛膝引血下行，桑寄生、白芍养阴柔肝。又因夏枯草、牡蛎有散结作用，故也可用于痰火痹阻等。临床应用时可随症加减，如头痛者加天麻、地龙，眩晕者加石决明、代赭石，震颤者重用钩藤，目干涩和口干咽燥者加沙参、麦冬、菊花，少寐多梦者加炒枣仁、夜交藤，便干者加大黄，尿赤者加木通、竹叶，胸闷、心烦易怒者加桔梗、栀子、柴胡。服药期间须忌辛辣油腻，避免情志刺激。

5. 李玉奇（辽宁中医院教授、主任医师）治验

邢某某，男，61岁。主诉：高血压病史3年，自觉头晕、胸闷气短，心悸。诊查：血压160/128mmHg，心电图示：频发室性早搏。西医诊断为"高血压，高血压性心脏病"。

方药：苦参1g，茺蔚子15g，决明子20g，山楂15g，槐花20g，五味子10g，磁石15g，牛膝15g，天竺黄15g。

按：本方对高血压疗效显著。方以决明子、磁石、五味子平肝潜阳，补益肾精；天竺黄、山楂，泻热豁痰，散瘀疏滞；槐花、茺蔚子、苦参、牛膝活血顺气，凉肝清热，通利下行。全方具有泻火、散瘀、化痰、补肾、益精、育阴、平肝潜阳、通利下行的功效，对肝阳上扰和肝火上炎之眩晕、头痛、目赤、舌红、脉弦者尤为适合。现代药理研究，方中决明子、牛膝、槐花、山楂等均有降血压和降血脂的作用；苦参能调整心律，对室性早搏疗效较好。故本方可用于高血压兼有心律不齐和

血脂增高者，临床运用可随症加减。两者均有加龙胆草、栀子，阳亢者加龙骨、牡蛎，痰热者加胆南星。

6. 屠揆先（江苏省常州市中医院主任医师）治验

吴某某，女，40岁。主诉：高血压病史15年，血压常在200/96mmHg以上。自觉头晕、心悸、失眠、口渴、脉弦。

方药：清降汤。桑白皮30g，地骨皮30g。

按：用桑白皮煎服治疗高血压是民间流传的单方。配地骨皮，取名清降汤，治疗高血压更为满意。本方性寒，可泻肺、清肝、凉血，又可散痰下气，通利二便。"二皮"药少力专，能使肠清，火降，瘀散。治病当先驱邪，邪去则心安，气血平调则血压自降。但肺虚中寒无火之人或表邪者勿用。要掌握眩晕、头痛、烦躁易怒、胸闷、心悸、口渴、舌红、苔黄腻、脉弦等指征。口干者加生地、玄参各15g，头昏、头痛甚者加天麻10g、钩藤15g，手指发麻加川芎、丹皮各10g，血脂高者加山楂30g、泽泻15g、竹茹10g、半夏10g，失眠者加酸枣仁15g、莲子心10g。对于顽固性高血压，桑白皮和地骨皮可加至50g。服用时需忌烟、酒，宜低盐饮食。

7. 史方奇（重庆市中医院主任医师）治验

冯某某，男，40岁。主诉：高血压病史4年。一星期来头昏、头痛、肢麻、目涩、失眠、多汗加重。诊查：形体肥胖，面红多汗，舌质微红，苔黄，脉弦滑。血压160/100mmHg，心电图提示左室高电压。

方药：养血降压汤。生牡蛎30g（先煎），珍珠母30g（先煎），白芍24g，桑葚30g，菊花12g，刺蒺藜15g，地骨皮

20g、木防己 12g、黄芩 12g。

按：原发性高血压 2 级，因血压持续升高，脑、肾、心已有器质性损伤，临床表现则有记忆力减退、头昏眼花、耳鸣、失眠、心悸、夜尿频数等。证属肝肾不足，肝阳上亢。本方以生牡蛎、珍珠母平肝潜阳，黄芩、地骨皮、蒺藜、菊花清肝泻火，白芍、桑葚柔肝养阴，又加入祛风、除湿、祛肿的木防己以祛湿浊、调气机。使全方具有平肝潜阳，清肝泻火，柔肝养阴之功。运用时可随症加减，头昏易怒者加夏枯草 30g、天麻 12g，失眠者加生龙骨 30g、茯苓 15g，目涩尿频者加枸杞 15g、山茱萸 15g，肢麻胸闷者加地龙 12g、川芎 12g。

8. 余瀛鳌（中国中医研究院教授、全国著名中医史文献专家）治验

沈某某，男，69 岁。主诉：罹患高血压十余年，数月来血压持续在 190/113mmHg 左右。服多种降压药效果不明显，眩晕，心烦，急躁，难寐。双手持物时微颤，大便干结。诊查：面色微红，舌红，苔薄腻微黄，脉沉眩微数。

方药：芩仲降压汤。黄芩 15g，杜仲 15g，生地 15g，山茱萸 10g，牡丹皮 8g，生石决明 10g，钩藤 10g（后下），甘菊花 10g，川牛膝 12g，茯苓 10g，茯神 10g，柏子仁 10g。

按：高血压属阴虚阳亢者，常见眩晕、烦躁、面红、大便干结、脉弦等症。若见舌偏红、脉微数，则是欲化火之象。持物手颤是欲动风猝倒之象。进一步发展，则阳亢风动，气血上冲，有中风猝倒之虞。本方以钩藤、菊花、生石决明平肝潜阳，生地、牡丹皮滋阴凉血，黄芩泻火，川牛膝引血下行，柏子仁、茯苓、茯神安神除烦，杜仲、山茱萸补肝肾以固本。全方具有滋阴潜阳，平肝泻火，补益肝肾之功。标本同治，防中风于未然，为治疗阴虚阳亢型高血压的良方。临床应用可随症加减：如眩晕者加生牡蛎18g、天麻8~10g，头痛者加夏枯草、白芷各10g，胸闷痰多者去山茱萸、加栝楼皮10g和枳壳6g，心悸者加炙甘草、麦冬各10g，大便燥者加当归12g、枳实60g。宜忌烟、酒、辛辣等刺激品，不宜饮浓茶。

9. 邢锡波（天津市已故著名老中医、主任医师）治验

（1）谭某某，男，35岁。主诉：神经衰弱病史3年，后因饮食不节经常胃痛泛酸；食欲差，胃痛时轻时重，影响睡眠。近日心悸，气短，头晕，头痛。后因工作劳累昏扑于地，经急救回苏。诊查：血压195/124mmHg。脉细数无力，舌尖红无苔。证属：肝肾阴虚，肝阳上亢。治则：补益肝肾，潜阳镇逆。

方药：钩藤30g，沙苑蒺藜30g，生地24g，何首乌24g，石决明24g，桑寄生18g，杜仲18g，磁石15g，地龙15g，五味子12g，胆南星10g，人参1.8g，琥珀1.5g，朱砂1g（后3味同研冲服）。服3剂，夜能安睡，头晕头痛减轻，心悸气短不明显。唯胃脘满闷，时有作痛，食少纳呆，是胃气郁滞，运化失职，肾阴虚损，交相发作。应先和胃理中气，候中气健运，胃纳恢复，再予大剂益阴潜镇方能奏效。故以健脾和胃，育阴安神法治之。处方：地骨皮30g，生山药24g，紫贝齿18g，何首乌15g，磁石15g，地龙12g，木香10g，枳壳10g，胆南星10g，乳香10g，白术10g，人参1.5g，琥珀1.5g，朱砂 1g（后 3 味同研冲服）。连服 4 剂，胃脘胀满已减，疼痛不作，食欲增进，睡眠好，头痛减轻，脉虚。为阴气渐复，脾胃较前健运，血压 178/105mmHg。应以育阴潜阳安神法以降血压。方药：地骨皮 30g，夏枯草 24g，钩藤 24g，石决明 24g，玄参 24g，杜仲 18g，磁石 18g，地龙 15g，桑寄生 15g，五味子 10g，胆南星 10g，黄芩 9g，人参 2g，琥珀 1g，朱砂 1g（后 3 味同研冲服），连服 4 剂，头晕头痛消失。8 剂后血压降至 23.3/13.3kPa（175/100mmHg）。连服 20 剂，血压恢复到 144/95mmHg，后以此方加味调理巩固而愈。

按：高血压多属肝肾阴阳失调，其中以阴虚阳亢型较多，原因多为精神情绪等因素，使肝阴伤耗，郁结化热，热冲于上而为肝阳上扰。肾水匮乏，不能养肝，即水不涵木，而致阴虚阳亢。宜育阴潜阳，平肝熄风，使阴阳平衡。方中夏枯草、钩藤、桑寄生、杜仲、桑白皮等平肝熄风。石决明、紫贝齿、生龙骨、生牡蛎、珍珠母等潜阳镇逆。何首乌、生地、玄参、地骨皮、五味子、沙苑蒺藜等育阴。黄芩与石决明、夏枯草同用，清肝降压，佐以琥珀、朱砂镇心安神。配合精当，不难奏效。本病早期多为阴虚阳亢型，后期多为阴阳两虚型。本例患者失眠，心悸气短，头眩已有 3 年。心悸气短为心血虚，失眠为肾阴虚损。动以养阳，静以养阴，也就是人体肾阴的恢复，必须有充足的睡眠，今失眠已久，肾阴不但不能恢复，反而更加消耗。肾阴主收摄，如阴虚不能潜敛，则失眠、气短、心悸之证作矣。所以人体阴气越虚，则意识越妄动，甚至坐卧不宁。治宜：大济滋补真阴，潜阳安神予以治之。

（2）田某某，女，42岁。主诉：患神经衰弱，经常失眠，头眩，心悸，后因工作紧张，连夜失眠，血压骤升。头眩晕，耳鸣，心悸，恶心脘满，心烦气短，食欲减退，有时彻夜不能眠。诊查：血压27.2/17.3kPa（205/130mmHg），脉左弦细数、右虚数，舌红苔黄腻。证属：肝阳上亢、阴虚火旺。治则：育阴潜阳，平肝泻火。

方药：钩藤30g，生地24g，青葙子24g，夏枯草24g，生赭石24g，白蒺藜18g，紫贝齿18g，杜仲18g，桑寄生18g，磁石15g，胆南星10g，琥珀1g，朱砂1g（后2味冲服）。连服3剂，1剂后睡眠6h，醒后精神好，头眩晕减轻。3剂后烦热心悸均减，恶心胸胁胀满消失，食欲增进，脉弦虚而不数，舌淡红，为阴气渐复，肝阳清敛，仍以前法治疗。处方：钩藤30g，夏枯草24g，生赭石24g，黄芩24g，茺蔚子24g，桑寄生24g，玄参24g，何首乌15g，地龙15g，胆南星10g，栀子6g，琥珀1.5g，朱砂0.6g（后2味冲服）。连服4剂，大便有时溏泻1~2次，头不眩晕，夜能安睡，舌质转淡，苔不黄，食欲增加，血压降至21.9/19.4kPa（165/146mmHg）。是肝热未清，真阴尚未复原。宜原方减栀子、黄芩，加杜仲、牛膝、玉竹之类。连服10剂症状消失，血压18.7/13.3kPa（140/100mmHg）。原方配成丸，经常服用，巩固疗效。

按：本例系肝肾阴阳失调，因肝肾阴虚、肝阳上亢，而致上盛下虚，出现头晕、耳鸣、心悸、心烦气短、脘满恶心、食欲减退、失眠之症。脉左弦细数、右虚数，系肾阴不足、阴虚阳亢。阴虚则潜敛失职，阳亢则兴奋偏盛，最易引起失眠。

故潜镇安神可用生赭石、磁石、朱砂、琥珀等，使患者易于入睡，此为治疗和稳定高血压的有效办法。

10. 朱锡祺（上海著名老中医、主任医师）治验

魏某某，男，57岁。主诉：患高血压多年，血压常在230/130mmHg，性情急躁。今晨突然舌强不语，手指麻木，走路不稳，头晕眼花。诊查：面赤如丹，伸舌偏斜，口秽喷人。脉弦数，苔薄黄。辨证：厥阳升扰，下及肾阴，阳明积热，证属中风先兆。治则：泻热通腑，泻肝潜阳。

方药：羚羊角（用牛角替代，下同）粉0.6g（吞服），龙胆草6g，生川军6g（后下），丹皮9g，夏枯草12g，野菊花12g，钩藤12g（后下），决明子30g，黄芩6g，生石决明30g（先煎），珍珠母30g（先煎）。服2剂后，血压见降（180/110mmHg）。多言苦笑，口角流涎，右手麻木，走路摇晃，面赤升火，头痛目花，大便已行。脉弦细，苔薄黄。厥阳升扰未熄，再以泻肝泻热，佐以潜阳。处方：羚羊角粉0.6g（吞服），龙胆草6g，生石决明30g（先煎），珍珠母30g（先煎），丹皮9g，夏枯草12g，豨莶草15g，丹参9g，臭梧桐30g，决明子30g，黄芩9g，茺蔚子12g。服2剂，血压持续下降，即20.0/12.0kPa（150/90mmHg）。舌斜已正，多言苦笑，喜动，喉头痰多，头痛减轻，语言不利，流涎。脉弦细，苔薄。风火渐熄，痰浊内敛，险途虽逾，仍防变幻，予以平肝熄风，化痰清热。处方：豨莶草12g，决明子30g，夏枯草12g，丹参9g，半夏6g，郁金9g，胆星9g，天竺黄6g，丹皮6g，僵蚕9g，生石决明30g（先煎），珍珠母30g（先煎）。服4剂，

血压 160/106mmHg。多言善烦略有好转，性情依旧急躁，头晕、睡眠不佳略有好转，肝阳偏旺，予以清心降火，平肝潜阳。处方：豨莶草 12g，川连 3g，焦山栀 9g，连翘心 12g，龟板 12g（先煎），生石决明 12g（先煎），珍珠母 30g（先煎），牡蛎 30g（先煎），白蒺藜 12g，钩藤 12g（后下），丹参 9g。生白芍 9g，磁石 30g（先煎）。另方：安神补心丸 1 瓶。服 5 剂，血压 20.0/12.0kPa（150/90mmHg）。心烦已静，心悸较平，睡眠欠佳，头昏足软，脉弦细，苔薄腻。再以平肝潜阳，养血安神。处方：丹参 9g，夜交藤 30g，白蒺藜 9g，枣仁 9g，磁石 30g（先煎），牡蛎 30g（先煎），生槐花 12g，秋米 12g，合欢花 12g，夏枯草 9g。随访：十余年来病情稳定，除步履较缓外，其他正常。

按：患者素有高血压多年，头晕眼花，声高气粗，头重脚轻。近因气怒，怒则气上，肝阳因之升腾，又逢腑气燥结，阳明积热上攻，痰热窒塞，地道不通，有升无降，气火上升，似火添薪，风乘火势，火伏风威，燎原之势顿成。故突然发作，舌强不利，头痛如裂，手指麻木，言语不清，此乃急性发作。急则治其标，故以羚羊角粉平肝熄风，直达病所；佐以龙胆草、石决明、黄芩、夏枯草苦寒以泻上盛之火；石决明、珍珠母为重镇之品以平肝潜阳；野菊、钩藤清热止风；丹皮凉血，川军之急下阳明腑气，通行大便；风平热泻，气火随之乃釜底抽薪，则肝风肝火何能为患。患者高血压多年，久病多虚，水亏木旺，火炽风生而气血上逆，痰涎壅盛，此即"气血并走于上之大厥"。经两次治疗后火陷已平。治当求本，本乃真水不足，不能涵木，用之肝阳内动，生风上扬。如真阴充沛，肝阳也必不动，肝阳之火无不由肾阴之虚。本病既成，多夹痰浊，若顾其虚，应宜滋补，而滋腻之药皆与痰浊不宜，潜阳镇逆，必以介类为主，盖性寒之品性能沉降，以定奔腾之气火，气味俱清不碍痰浊，故方中用生石决明、珍珠母、牡蛎潜阳镇逆。待风平火降，再以滋水涵木，育阴潜阳以收动。

第五章 特殊类型高血压

一、老年高血压

我国流行病学调查显示，60岁以上人群高血压患病率为49%。老年人容易合并多种临床疾病，并发症较多，其高血压的特点是收缩压增高、舒张压下降，脉压增大；血压波动性大，容易出现体位性低血压及餐后低血压；血压昼夜节律异常、白大衣高血压和假性高血压相对常见。老年高血压患者的血压应降至150/90mmHg以下，如能耐受可降至140/90mmHg以下。对于80岁以上高龄老年人降压的目标值为<150/90mmHg。老年高血压患者降压治疗应强调收缩压达标，同时应避免过度降低血压；在能耐受降压治疗的前提下逐步降压达标，应避免过快降压。CCB、ACEI、ARB、利尿剂或β受体拮抗剂都可以考虑选用。

二、儿童与青少年高血压

儿童与青少年高血压以原发性高血压为主，表现为轻、中度血压升高，通常没有明显的临床症状，与肥胖密切相关，近 50% 儿童高血压患者可发展为成人高血压患者，左心室肥厚是最常见的靶器官受累。儿童与青少年血压明显升高者多为继发性高血压，肾性高血压是首位病因。目前，国际上统一采用不同年龄性别血压的 90、95 和 99 百分位数作为诊断"正常高值血压""高血压"和"严重高血压"的标准。未合并靶器官损害的儿童与青少年高血压应将血压降至 95 百分位数以下；合并肾脏疾病、糖尿病或出现高血压靶器官损害时，应将血压降至 90 百分位数以下。绝大多数儿童与青少年高血压患者通过非药物治疗即可达到血压控制目标。但如果生活方式治疗无效，出现高血压临床症状、靶器官损害，合并糖尿病、继发性高血压等情况应考虑药物治疗。ACEI 或 ARB 和 CCB 在标准剂量下较少发生不良反应，通常作为首选的儿科抗高血压药物；利尿剂通常作为二线抗高血压药物或与其他类型药物联合使用；其他种类药物如 α 受体拮抗剂和 β 受体拮抗剂，因为不良反应的限制，多用于儿童与青少年严重高血压患者的联合用药。

三、妊娠高血压

妊娠期高血压疾病是妊娠期特有的疾病，发病率我国为 9.4%~10.4%、国外为 7%~12%。多数病例在妊娠 20 周后出现高血压、蛋白尿，分娩之后症状消失。该病严重影响母婴健康，是孕产妇死亡的第二位原因。

妊娠期高血压疾病的确切病因尚不明确，目前认为其与子宫螺旋小动脉重铸不足、炎症免疫过度激活、血管内皮细胞受损、遗传因素、营养缺乏、胰岛素抵抗有关。

子痫前期是妊娠期高血压疾病的核心，目前认为，子痫前期是一种二阶段疾病，第一阶段发生在临床症状之前，以子宫动脉的滋养层血管重铸障碍导致胎盘缺氧为特征；第二阶段是由胎盘因子释放进入母体循环引起全身炎症反应和内皮功能激活所致。第二阶段出现的临床症状，容易因母体基础状况而不同，包括心脏或肾脏疾病、糖尿病、肥胖或遗传因素的影响。

流行病学调查发现，初产妇、孕妇年龄过小或大于35岁、多胎妊娠、妊娠期高血压疾病史及家族史、慢性高血压、慢性肾炎、抗磷脂抗体综合征、糖尿病、IVF-ET术后、肥胖、营养不良、低社会经济状况，均与妊娠期高血压疾病发病风险增加密切相关。

四、顽固性高血压

顽固性高血压或难治性高血压是指尽管使用了三种以上合适剂量降压药联合治疗（一般应该包括利尿剂），血压仍未能达到目标水平。使用四种或四种以上降压药物血压达标也应考虑为顽固性高血压。对于顽固性高血压，部分患者存在遗传学和药物遗传学方面的因素，多数患者还应该寻找原因，针对具体原因进行治疗，常见原因如下：

（一）假性难治性高血压

由于血压测量错误、"白大衣现象"或治疗依从性差等导致。血压测量错误包括袖带大小不合适，如上臂围粗大者使用了普通袖带、袖带置于有弹性阻力的衣服（毛线衣）外面、放气速度过快、听诊器置于袖带内、在听诊器上向下压力较大。假性难治性高血压可发生在广泛动脉粥样硬化和钙化的老年人群，测量肱动脉血压时，需要比硬化的动脉腔内压更高的袖带压力方能阻断血流。以下情况应怀疑假性高血压：血压明显升高而无靶器官损害；降压治疗后，在无血压过度下降时产生明显的头晕、乏力等低血压症状；肱动脉处有钙化证据；肱动脉血压高于下肢动脉血压；重度单纯收缩期高血压。

（二）生活方式未获得有效改善

比如体重、食盐摄入未得到有效控制，过量饮酒、未戒烟等导致血压难以控制。

（三）降压治疗方案不合理

采用不合理的联合治疗方案；采用了对某些患者有明显不良反应的降压药，导致无法增加剂量提高疗效和依从性；在多种药物联合方案中未包括利尿剂（包括醛固酮拮抗剂）。

（四）其他药物干扰降压作用

同时服用干扰降压作用的药物是血压难以控制的一个较为隐蔽的原因。NSAIDs引起水、钠潴留，增强对升压激素的血管收缩反应，可抵消除钙通道阻滞剂以外各种降压药的作用。拟交感胺类药物具有激活 α 肾上腺素能活性作用，例如某些滴鼻液、抑制食欲的减肥药，长期使用可升高血压或干扰降压药物作用。三环类抗抑郁药阻止交感神经末梢摄取利血平、可乐定等降压药。环孢素刺激内皮素释放，增加肾血管阻力，减少水钠排泄。重组人促红细胞生成素可直接作用于血管，升高周围血管阻力。口服避孕药和糖皮质激素也可拮抗降压药的作用。

（五）容量超负荷

饮食钠摄入过多抵消降压药作用。肥胖、糖尿病、肾脏损害和慢性肾功能不全时通常有容量超负荷。在一些联合治疗依然未能控制血压的患者中，常发现未使用利尿剂，或者利尿剂的选择和剂量不合理。可以采用短期强化利尿治疗试验来判断，联合服用长作用的噻嗪类利尿剂和短作用的拌利尿剂观察治疗效应。

（六）胰岛素抵抗

胰岛素抵抗是肥胖和糖尿病患者发生顽固性高血压的主要原因。在降压药治疗基础上联合使用胰岛素增敏剂，可以明显改善血压控制。肥胖者减轻体重5kg就可显著降低血压或减少降压药数量。

（七）继发性高血压

继发性高血压是指由某些确定的疾病或病因引起的血压升高，约占所有高血压的5%。继发性高血压尽管所占比例并不高，但绝对人数仍相当多，而且某些继发性高血压，如原发性醛固酮增多症、嗜铬细胞瘤、肾血管性高血压、肾素分泌瘤等，可通过手术得到根治或改善。因此，及早明确诊断能明显提高治愈率及阻止病情进展。

临床上凡遇到以下情况时，要进行全面详尽地筛选检查：（1）中、重度血压升高的年轻患者；（2）症状、体征或实验室检查有怀疑线索，例如肢体脉搏搏动不对称性减弱或缺失，腹部听到粗糙的血管杂音等；（3）药物联合治疗效果差，或者治疗过程中血压曾经控制良好但近期内又明显升高；（4）恶性高血压患者。见表 5-1。

表 5-1　继发性高血压的主要疾病和病因

主要疾病	病因
1. 肾脏疾病	肾小球肾炎
	慢性肾盂肾炎
	先天性肾脏病变（多囊肾）
	继发性肾脏病变（结缔组织病，糖尿病肾病，肾淀 多发性大动脉炎粉样变等）
	肾动脉狭窄
	肾肿瘤
2. 内分泌疾病	Cushing 综合征（皮质醇增多症）
	嗜铬细胞瘤
	原发性醛固酮增多症
	肾上腺性变态综合征
	甲状腺功能亢进
	甲状腺功能减退
	甲状旁腺功能亢进
	腺垂体功能亢进
	绝经期综合征
3. 心血管病变	主动脉瓣关闭不全
	完全性房室传导阻滞
	主动脉缩窄
4. 颅脑病变	脑肿瘤
	脑外伤
	脑干感染
5. 睡眠呼吸暂停综合征	
6. 其他	妊娠高血压综合征
	红细胞增多症药物（糖皮质激素，拟交感神经药，甘草）

1. 肾实质性高血压

包括急、慢性肾小球肾炎，糖尿病肾病，慢性肾盂肾炎，多囊肾和肾移植后等多种肾脏病变引起的高血压，是最常见的继发性高血压，终末期肾病 80%~90% 合并高血压。肾实质性高血压的发生主要是由于肾单位大量丢失，导致水、钠潴留和细胞外容量增加，以及肾脏 RAAS 激活与排钠减少。高血压又进一步升高肾小球内囊压力，形成恶性循环，加重肾脏病变。

临床上有时难以将肾实质性高血压与原发性高血压伴肾脏损害完全区别开来。一般而言，除恶性高血压，原发性高血压很少出现明显蛋白尿，血尿不明显，肾功能减退首先从肾小管浓缩功能开始，肾小球滤过功能仍可长期保持正常或增强，直到最后阶段才有肾小球滤过降低，血肌酐上升；肾实质性高血压往往在发现血压升高时已有蛋白尿、血尿和贫血、肾小球滤过功能减退、肌酐清除率下降。如果条件允许，肾穿刺组织学检查有助于确立诊断。

肾实质性高血压必须严格限制钠盐摄入，每天 <3g；通常需要联合使用降压药物治疗，将血压控制在 130/80mmHg 以下；如果不存在使用禁忌证，联合治疗方案中一般应包括 ACEI 或 ARB，有利于减少尿蛋白，延缓肾功能恶化。

2. 肾血管性高血压

肾血管性高血压是单侧或双侧肾动脉主干或分支狭窄引起的高血压。常见病因有多发性大动脉炎、肾动脉纤维肌性发育不良和动脉粥样硬化，前两者主要见于青少年，后者主要见于老年人。肾血管性高血压的发生是由于肾血管狭窄，导致肾脏缺血，激活 RAAS。早期解除狭窄，可使血压恢复正常；长期或高血压基础上的肾动脉狭窄，解除狭窄后血压一般也不能完全恢复正常，持久严重的肾动脉狭窄会导致患侧甚至整体肾功能的损害。

凡进展迅速或突然加重的高血压，均应怀疑本症。体检时在上腹部或背部肋脊角处可闻及血管杂音。肾动脉彩超、放射性核素肾图、肾动脉 CT 及 MRI 检查有助于诊断，肾动脉造影可明确诊断和狭窄部位。

治疗方法可根据病情和条件选择介入手术、外科手术或药物治疗。治疗的目的不仅是降低血压，还在于保护肾功能。经皮肾动脉成形术及支架植入术较简便，对单侧非开口处局限性狭窄效果较好。手术治疗包括血运重建术，肾移植术和肾切除术，适用于不宜经皮肾动脉成形术患者。不适宜上述治疗的患者，可采用降压药物联合治疗。需要注意，双侧肾动脉狭窄、肾功能已受损或非狭窄侧肾功能较差患者禁忌使用 ACEI 或 ARB，因为这类药物解除了缺血肾脏出球小动脉的收缩作用，使肾小球内囊压力下降，肾功能恶化。

3. 原发性醛固酮增多症

本症是肾上腺皮质增生或肿瘤分泌过多醛固酮所致。临床上以长期高血压伴低血钾为特征，也有部分患者血钾正常，临床上常因此忽视了对本症的进一步检查。由于电解质代谢障碍，本症可有肌无力、周期性瘫痪、烦渴、多尿等症状。血压大多为轻、中度升高，约 1/3 表现为顽固性高血压。实验室检查有低血钾、高血钠、代谢性碱中毒、血浆肾素活性降低、血浆和尿醛固酮增多。血浆醛固酮/血浆肾素活性比值增大有较高的诊断敏感性和特异性。超声、放射性核素、CT、MRI 可确立病变性质和部位。选择性双侧肾上腺静脉血激素测定，对诊断确有困难者有较高的诊断价值。

如果本症是肾上腺皮质腺瘤或癌肿所致，手术切除是最好的治疗方法。如果是肾上腺皮质增生，也可作肾上腺大部切除术，但效果相对较差，一般仍需使用降压药物治疗，选择醛固酮拮抗剂螺内酯和长效钙通道阻滞剂。

4. 嗜铬细胞瘤

嗜铬细胞瘤起源于肾上腺髓质、交感神经节和体内其他部位嗜铬组织，肿瘤间歇或持续释放过多肾上腺素、去甲肾上腺素与多巴胺。临床表现变化多端，典型的发作表现为阵发性血压升高伴心动过速、头痛、出汗、面色苍白。在发作期间可测定血或尿儿茶酚胺或其代谢产物 3- 甲氧基 -4- 羟基苦杏仁酸（VMA），如有显著增高，提示嗜铬细胞瘤。超声、放射性核素、CT 或 MRI 可做定位诊断。

嗜铬细胞瘤大多为良性，约 10% 嗜铬细胞瘤为恶性，手术切除效果好。手术前或恶性病变已有多处转移无法手术者，选择 α 和 β 受体拮抗剂联合降压治疗。

5. 皮质醇增多症

皮质醇增多症主要是由于促肾上腺皮质激素（ACTH）分泌过多导致肾上腺皮质增生或者肾上腺皮质腺瘤，引起糖皮质激素过多所致。80% 的患者有高血压，同时有向心性肥胖、满月脸、水牛背、皮肤紫纹、毛发增多、血糖增高等表现。24h 尿中 17- 羟和 17- 酮类固醇增多、地塞米松抑制试验和肾上腺皮质激素兴奋试验有助于诊断。颅内蝶鞍 X 线检查、肾上腺 CT 和放射性核素肾上腺扫描可确定病变部位。治疗主要采用手术、放射和药物方法根治病变本身，降压治疗可采用利尿剂或与其他降压药物联合应用。

6. 主动脉缩窄

主动脉缩窄多数为先天性，少数是多发性大动脉炎所致。临床表现为上臂血压增高，而下肢血压不高或降低。在肩胛间区、胸骨旁、腋部有侧支循环的动脉搏动和杂音，胸部听诊有血管杂音。胸部 X 线检查可见肋骨受侧支动脉侵蚀引起的切迹。主动脉造影可确定诊断。治疗主要采用介入扩张支架植入或外科治疗方法。

总之，顽固性高血压的处理应该建立在对上述可能原因评估的基础上，进行有效生活方式干预，合理制订降压方案，除继发性高血压外，增加患者依从性，大多数患者的血压可以得到控制。

五、高血压急症和亚急症

高血压急症是指原发性或继发性高血压患者，在某些诱因作用下，血压突然和明显升高（一般超过 180/120mmHg），伴有进行性心、脑、肾等重要靶器官功能不全的表现。高血压急症包括高血压脑病、颅内出血（脑出血和蛛网膜下腔出血）、脑梗死、急性心力衰竭、急性冠状动脉综合征、主动脉夹层、子痫、急性肾小球肾炎、胶原血管病所致肾危象、嗜铬细胞瘤危象及围术期严重高血压等。少数患者病情急骤发展，舒张压持续 >130mmHg，并有头痛，视物模糊，眼底出血、渗出和视盘水肿,肾脏损害突出，持续蛋白尿、血尿与管型尿，称为恶性高血压。应注意血压水平的高低与急性靶器官损害的程度并非呈正比，通常需要使用静脉降压药物。高血压亚急症是指血压明显升高但不伴严重临床症状及进行性靶器官损害。患者可以有血压明显升高造成的症状，如头痛、胸闷、鼻出血和烦躁不安等。血压升高的程度不是区别高血压急症与亚急症的标准，区别两者的唯一标准是有无新近发生的急性进行性靶器官损害。

及时、正确地处理高血压急症十分重要，可在短时间内使病情缓解，预防进行性或不可逆性靶器官损害，降低死亡率。高血压急症和亚急症降压治疗的紧迫程度不同，前者需要迅速降低血压，采用静脉途径给药；后者需要在24~48h内降低血压，可使用快速起效的口服降压药。

1. 治疗原则

（1）及时降低血压：对于高血压急症选择适宜有效的降压药物，静脉滴注给药，同时监测血压。如果情况允许，及早开始口服降压药治疗。

（2）控制性降压：高血压急症发生时短时间内血压急骤下降，有可能使重要器官的血流灌注明显减少，应采取逐步控制性降压。一般情况下，初始阶段（数分钟到1h内）血压控制的目标为平均动脉压的降低幅度不超过治疗前水平的25%；在随后的2~6h内将血压降至较安全水平，一般为160/100mmHg左右；如果可耐受，临床情况稳定，在随后24~48h逐步降至正常水平。如果降压后发现有重要器官缺血表现，血压降低幅度应更小。在随后的1~2周内，再将血压逐步降到正常水平。

（3）合理选择降压药：处理高血压急症的药物，要求起效迅速，短时间内达到最大作用；作用持续时间短，停药后作用消失较快；不良反应较小。另外，最好在降压过程中不明显影响心率、心输出量和脑血流量。

（4）避免使用的药物：应注意有些降压药不适宜用于高血压急症，甚至有害。利血平肌内注射的降压作用起效较慢，如果短时间内反复注射可导致难以预测的蓄积效应，发生严重低血压，引起明显嗜睡反应，干扰对神志的判断。治疗开始时也不宜使用强力的利尿药，除非有心力衰竭或明显的体液容量负荷过重，因为多数高血压急症发生时交感神经系统和 RAAS 过度激活，外周血管阻力明显升高，体内循环血容量减少，强力利尿存在风险。

2. 降压药的选择与应用

（1）硝普钠：同时直接扩张静脉和动脉，降低前、后负荷。开始以 10 μg/min 静脉滴注，逐渐增加剂量以达到降压作用，一般临床常用最大剂量为 200 μg/min。使用硝普钠必须密切监测血压，根据血压水平仔细调节滴注速率。停止滴注后，作用仅维持 3~5min。硝普钠可用于各种高血压急症。在通常剂量下不良反应轻微，有恶心、呕吐、肌肉颤动。硝普钠在体内红细胞中代谢产生氰化物，长期或大剂量使用应注意可能发生硫氰酸中毒，尤其在肾功能损害者更容易发生。

（2）硝酸甘油：扩张静脉和选择性扩张冠状动脉与大动脉，降低动脉压作用不及硝普钠。开始时以 5~10 μg/min 速率静脉滴注。降压起效迅速，停药后数分钟作用消失，可用至100~200μg/min。硝酸甘油主要用于高血压急症伴急性心力衰竭或急性冠状动脉综合征。不良反应有心动过速、面部潮红、头痛和呕吐等。

（3）尼卡地平：二氢吡啶类钙通道阻滞剂，作用迅速，持续时间较短，降压同时改善脑血流量。开始时从0.5μg/（kg·min）静脉滴注，可逐步增加剂量到10μg/（kg·min）。主要用于高血压急症合并急性脑血管病或其他高血压急症。不良反应有心动过速、面部潮红等。

（4）拉贝洛尔：兼有 α 受体拮抗作用的 β 受体拮抗剂，起效较迅速（5~10min），持续时间较长（3~6h）。开始时缓慢静脉注射20~100mg，以0.5~2mg/min的速率静脉滴注，总剂量不超过300mg。拉贝洛尔主要用于高血压急症合并妊娠或肾功能不全患者。不良反应有头晕、直立性低血压、心脏传导阻滞等。

六、高血压合并其他临床情况

高血压可以合并脑血管病、冠心病、心力衰竭、慢性肾功能不全和糖尿病等。急性脑卒中的血压处理尚未完全达成共识。对于稳定期患者，降压治疗的目的是减少脑卒中再发。对老年患者、双侧或颅内动脉严重狭窄者及严重直立性低血压患者应该慎重进行降压治疗，降压过程应该缓慢、平稳，最好不减少脑血流量。对于心肌梗死和心力衰竭患者合并高血压，首先考虑选择 ACEI 或 ARB 和 β 受体拮抗剂，降压

目标值为 <130/80mmHg。慢性肾功能不全合并高血压者，降压治疗的目的主要是延缓肾功能恶化，预防心、脑血管病发生。ACEI 或 ARB 在早、中期能延缓肾功能恶化，但要注意在低血容量或病情晚期（肌酐清除率 <30ml/min 或血肌酐超过 265μmol/L，即 3.0mg/dl）有可能反而使肾功能恶化。1 型糖尿病在出现蛋白尿或肾功能减退前通常血压正常，高血压是肾病的一种表现；2 型糖尿病往往较早就与高血压并存。多数糖尿病合并高血压患者往往同时有肥胖、血脂代谢紊乱和较严重的靶器官损害，属于心血管疾病高危群体。因此应该积极降压治疗，为达到目标水平，通常在改善生活方式的基础上需要两种以上降压药物联合治疗。ACEI 或 ARB 能有效减轻和延缓糖尿病肾病的进展，降压目标值为 <130/80mmHg。